Dr. Fabián J. Ciarlotti
Dr. Hugo Golberg

Ayurveda
y plantas medicinales

Dr. Fabián J. Ciarlotti
Dr. Hugo Golberg

Ayurveda
y plantas medicinales

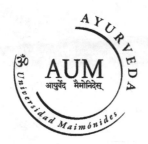

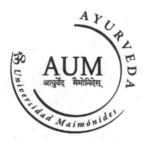

Ayurveda y plantas medicinales
es editado por
EDICIONES LEA S.A.
Av. Dorrego 330 C1414CJQ
Ciudad de Buenos Aires, Argentina.
E-mail: info@edicioneslea.com
Web: www.edicioneslea.com

ISBN 978-987-718-308-5

Primera edición. Segunda reimpresión. Impreso en Argentina.
Septiembre de 2020. Oportunidades S. A.

Ciarlotti, Fabián
   Ayurveda y plantas medicinales / Fabián Ciarlotti. - 1a ed. .2a
Reimp. - Ciudad Autónoma de Buenos Aires : Ediciones Lea, 2020.
   288 p. ; 23 x 15 cm. - (Alternativas ; 61)

   ISBN 978-987-718-308-5

   1. Ayurveda. 2. Plantas Medicinales. I. Título.
   CDD 615.32

Introducción

Prana es *pra-anna*, primer alimento, y nuestro primer alimento cuando existimos (*ex histero*, "fuera del útero") es el oxígeno. Este oxígeno, como nuestro primer alimento, es mantenido y liberado por las plantas cuando hacen fotosíntesis, o sea, nosotros somos gracias a ellas.

Tengo el gusto de compartir este libro con un maestro de la fitoterapia, Don Hugo Golberg, ex vicepresidente de la Asociación Argentina de Fitomedicina, Profesor Titular de la Universidad Maimónides en Fitofarmacia, y décadas de años de casuística con plantas, más trabajos publicados, libros, cursos, etc.

Según la completa y milenaria medicina hindú Ayurveda (*sabiduría de vida*), la eficacia de la planta no sólo depende enteramente de la estructura química de su ingrediente activo, sino más bien del control y equilibrio proporcionados por todos sus elementos. La eficacia herbaria parece estar en el equilibrio de las fuerzas vitales que mantienen y funcionan en el cuerpo de la planta misma y no sólo en el aislamiento de su principio activo para luego fabricarlo en el laboratorio con conservantes y demás. Lo que no significa que el principio activo químico no exista, sino que lo más importante es el fitocomplejo, es decir, el todo de la planta. Y claro está que es muy importante la persona que reciba el tratamiento: es más importante la persona que tiene la enfermedad que la enfermedad que tiene la persona, que el paciente entienda lo que está pasando desde otro punto de vista y que esté dispuesto a cambiar (es decir, es importante que "haya" paciente). El buen terapeuta enseña a los pacientes, no da meramente un plan a seguir; pero es el paciente finalmente el que aplica lo aprendido. Saber es saber hacer, si no es, teoría inútil. Algo hay que cambiar, si seguimos haciendo lo mismo, pues conseguiremos lo mismo. Los vaidyas (médicos Ayurveda) aseguran que hay que enseñar en vez de medicar. Sin la mente y la dieta adecuada, la medicina es inútil; con la mente y dieta adecuada, la medicina es innecesaria.

El Ayurveda es una sabiduría de vida que ayuda mucho en la prevención y los desequilibrios crónicos, pero no hay que dejar de valorar la medicina occidental en lo que a agudo se refiere (analgesia, anestesia, cirugía) y las investigaciones científicas, entre otras cosas. Si hay que dar anestesia u operar, no se debe demorar en eso (ni tampoco precipitarlo, desde ya).

Ayurveda es una completísima medicina y sabiduría de vida, no una terapia alternativa. En realidad, la medicina es una sola, como decía el Dr. Escardó, son todas herramientas a utilizar llegado el caso.

El Ayurveda no prohíbe nada, en cambio utiliza una palabra mágica que es "depende" (de la planta, del desequilibrio, clima, estado mental, económico, físico, actual, etc). Además todo depende del observador: para unos la vida es maravillosa, para otros está todo mal.

Pero, ¡atención!: que la planta sea natural no significa que no pueda tener efectos no deseados, potenciar o mermar medicamentos e inclusive ser peligrosa o mortal (recordemos, por citar algunos, el curare, la estricnina, los fitovenenos). A la vez, ese mismo veneno puede ser terapéutico o dañino según la dosis; y las plantas pueden aumentar, modificar o agregar efectos a los medicamentos que uno esté tomando... por lo que siempre es aconsejable acudir a expertos.

Por otro lado, los medicamentos no tratan la causa, son caros, sólo bajan los síntomas momentáneamente, traen más efectos "secundarios" al esperado, deben tomarse de por vida y todos producen taquifilaxia, es decir, tolerancia al medicamento que hace que se necesite más dosis o cambiarlo; también muchas veces vemos que se produce una "iatrogenia": enfermedad producida por el propio medicamento

La terapia natural es más lenta, necesita cambios de nuestra parte, pero termina moldeando nuestro cuerpo y nuestra energía en una forma saludable y sostenida en el tiempo. Muchos actualmente padecen de exceso de medicamentos y de hábitos de vida sedentarios. Las plantas ayudan y mucho, pero dentro de un plan o programa holístico a seguir, ya sea como prevención o tratamiento.

Los nombres en sánscrito son para los más conocedores o profesionales del Ayurveda, también hay bastante de terminología médica que, si no interesa al lector, pues pedimos disculpas e invitamos simplemente a saltear. Veremos las plantas de acá, de nuestra geografía, pero desde un punto de vista ayurvédico, es decir, desde su impacto en el desequilibrio, en la mente, en el cuerpo físico, mental, energético y espiritual.

¡Allá vamos!

Fabián Ciarlotti

Capítulo I
Fisiología del Ayurveda

"Fisiología", al igual que la palabra "física", viene del griego *physis*, y significa "naturaleza", "acción natural", "normal", "común". "Naturaleza", a su vez, viene de "nacer", "formar". Ayurveda significa *sabiduría de vida* (*ayus*: "vida"; *veda*: "sabiduría") y su principal filosofía base es la Samkhya, la cual afirma que la naturaleza, o sea todo y todos, estamos formados por los cinco grandes elementos: Espacio, Aire, Fuego, Agua y Tierra. Los mismos preceden de un estado anterior sutil o proto elemento llamados *tanmatra*. Los principios o conceptos fundamentales de la medicina Ayurveda son los cinco grandes elementos, cuya diferente proporción caracteriza a los tres biotipos o *doshas* conocidos como Vata, Pitta y Kapha. Las diferencias observables entre los distintos individuos se deben al predominio de sus distintos elementos constitutivos. Los elementos son cualidades que capturan la esencia de las cosas y la simbolizan. Estos mismos elementos, en realidad, son fuerzas, arquetipos, tendencias, predisposiciones.

El enfoque holístico del Ayurveda pone atención en cada aspecto de la vida. Cada ser es distinto a los demás, ergo, debería comer y vivir distinto según la edad, el estado físico y el mental, las estaciones e, inclusive, según las horas del día. Las diferencias observables se deben al predominio de los distintos componentes de los mundos físico, vegetal y animal que lo constituyen.

El Ayurveda correlaciona los biotipos con el microcosmos y así distingue estas tres formas de Ser (con sus múltiples combinaciones), para sistematizar los biotipos o *doshas* que configuran la raza humana y, asimismo, para sistematizar los desequilibrios, que están como anexo al final de este capítulo.

Dosha en realidad no significa biotipo sino más bien desequilibrio, tendencia, falta, vicio, deficiencia, carencia, inconveniencia, desventaja, ofensa, transgresión, culpa, delito, crimen. Si bien no tiene una traducción exacta en nuestro idioma, se refiere a arquetipos, fuerzas, vibraciones o energías no visibles pero cuyas manifestaciones o efectos pueden percibirse como cualidades de los cinco elementos; para un mejor entendimiento pasaremos a llamarlos biotipos o *doshas* indistintamente, luego veremos que no es lo mismo, *doshas* también son climas, estaciones del año, horarios, enfermedades, etc.

Al nacer, a todos se nos dota con algo de cada biotipo, ya que estos están compuestos en distintas proporciones por los cinco elementos que contienen a todo y todos. Los seres humanos y el entorno en el que viven son el resultado de las fuerzas generadas por los cinco elementos. Para configurar los diversos biotipos estas fuerzas se agrupan de a pares, y algunos de estos pares predominan sobre los otros. El concepto de *doshas* en el ser humano es para el estado de vida, antes y después de la muerte vuelven al estado de *pancha maha bhutas* (*cinco grandes elementos*).

Lo que hace posible describir a un Vata, un Pitta o un Kapha puros es que tienen demasiado de un mismo biotipo, sin embargo esto ocurre con poca gente ya que la mayoría de las personas constituimos biotipos combinados en los que un biotipo predomina, pero no exageradamente.

Los biotipos o *doshas* determinan la llamada naturaleza o prakriti de cada individuo (*pra*: "primera"; *kriti* viene de *kriya*, karma: "acción") y hacen referencia a las tendencias y hábitos característicos que ejercen sobre la estructura corporal, y sobre la mente con sus emociones.

La comprensión de nuestro biotipo y de la proporción de elementos permite adaptar todos los aspectos de la vida en relación a cada uno en particular.

Desde ya no existe un biotipo mejor que otro, solo que los mismos estarán favorecidos para distintas funciones y acciones. Para el Ayurveda, entonces, todos (y todo) estamos formados por los cinco elementos, provenientes a su vez de las *gunas* (que serán vistas más adelante): Espacio, Aire, Fuego, Agua y Tierra. Los biotipos son a la vez cualidades o propiedades que están más allá del elemento en sí:

Vata वात

Al ser sus símbolos principales, los elementos Espacio y Aire (viento) serán sus cualidades (o sea, lo simbolizado) el ser expansivo, abierto, liviano, móvil, rápido, frío, seco, en ráfagas, cambiante, sin rumbo fijo, con alternancias, impredecible, limpiador o ensuciador, impalpable, sin forma. Se llamará "aire" cada vez que se hable de uno de los cinco elementos; y "viento" (que es aire en movimiento) si se está aludiendo al *dosha* Vata. El viento genera irregularidades de todo tipo (físico, digestivo y mental).

Pitta पित

Tiene como elementos principales al Fuego y al Agua, lo cual hace ácido, será caliente, penetrante, preciso, agudo, energético, cocedor, con poder de digerir y transmutar, iluminador, quemante. Pitta significa bilis, digestión. El fuego hace ver y por eso reclama, exige, demanda y opina.

Kapha कफ

Con sus elementos Tierra y Agua en mayor proporción, es de cualidad estable, resistente, frío, estático, firme, pesado, confiable, duradero, oleoso, terco, no cambiante, tranquilo. Kapha significa flema, moco, lubricación. El agua genera apego; Kapha en desequilibrio es apego (a la pareja, trabajo, comida, marca, etc.).

Para el diagnóstico de qué biotipo es cada persona se podría hablar de un aspecto anatómico, uno fisiológico y uno mental. Por el lado anatómico, los del biotipo o *dosha* Vata (recordamos formados mayormente por Espacio y Aire, no tienen tanto Agua ni Tierra para tener un buen cuerpo físico) serán delgados, altos o bajos, secos, con articulaciones prominentes y crujientes, tienden a ser de piel fría y áspera, uñas y dientes quebradizos y más amarillentos, ojos pequeños, cabellos de marrón a oscuro, móviles, parlanchines, huidizos.

Los Pitta (el único *dosha* con Fuego) anatómicamente son de complexión, peso y tamaño moderados, son más rubios, pelirrojos o claros, tienen una tendencia a la calvicie a causa de la delgadez de su cabello, son de piel suave y clara y padecen una profusa transpiración. En general, se encuentran en el medio entre Kapha y Vata en cuanto a sus caracteres, sacando la temperatura

Kapha (o Kafa) son los más fornidos, con los elementos Tierra y Agua, que forman arcilla, barro, cuerpo; tiene la estructura más sólida y firme de los tres (es el único *dosha* con elemento Tierra), tienen dientes claros, ojos grandes y oscuros, al igual que el pelo que es grueso y oleoso, con tendencia al sobrepeso.

En el aspecto fisiológico, las fuerzas dóshicas regulan diferentes funciones. Los Pitta son los que tienen más *agni* o fuego digestivo, ergo la mejor digestión (muchas veces "se pasan" de tener fuego digestivo). Los Vata son de digestión irregular (a veces digieren bien, a veces no) y Kapha son los de digestión más lenta.

La estructura anatómica (los tejidos, el cuerpo físico) podemos resumir que es Kapha, ya que éste está formado por los elementos Agua y Tierra; los Kapha tienen tendencia a tener un cuerpo sólido sin haber hecho mucha gimnasia. La digestión es Pitta, con sus fuegos enzimáticos y digestivos. El sistema nervioso y el de transporte y circulación son Vata.

En el aspecto mental, los biotipos están empujados por los elementos que los componen y entonces todo pensamiento estará influenciado por el elemento predominante. Así, impulsados por sus elementos de espacio y viento, vemos que los Vata son expansivos, abiertos, rápidos, sin rutina alguna, inquietos, de mente liviana, móvil, errática y dispersa. El elemento espacio ayuda a ver y comprender. Son muy rápidos para entender la consigna y captar la información, aunque la olviden luego. Retienen lo aprendido fácilmente, pero lo olvidan fácil también. Tienden a ser ansiosos, tener poca paciencia y fatigarse rápido. Actúan en ráfagas, son creativos, artísticos, innovadores, alegres y entusiastas, suelen tener el apetito variable y sufrir a causa de dormir mal, por lo que pueden padecer de insomnio, ansiedad, intranquilidad, adicciones y alteraciones nerviosas. Suelen ser muy sensibles, principalmente a los ruidos.

Pitta con su fuego, es de mente caliente, actúa siempre pensando. Hace todo en orden y siguiendo rutinas, tiene el carácter firme y determinante. Son muy razonables, inteligentes y competitivos, pero por ser muy perfeccionistas no toleran errores y pueden volverse hipercríticos. Tienen buen apetito y mucha sed, duermen poco y bien. Su forma de pensamiento es útil para debatir y discutir, pero puede caer rápido en ira, enojos y violencia. Son dominantes.

Kapha, con su Tierra y Agua estable, es apacible, tranquilo y amoroso. Suelen ser personas confidentes, tolerantes, fieles, seguras y de confianza. Tardan en aprender pero lo retienen para siempre. Son pensativos, pacientes, muy metódicos. También tienden al sueño excesivo y a la inactividad. Cuando se desequilibran tienen la tendencia a caer en el apego, la codicia, la avaricia o la depresión. El apego, que impide el flujo de energía pues bloquea los meridianos sutiles llamados *nadis,* junto la ansiedad y la angustia, pertenecen al dominio del ego.

Tildemos lo que nos parece (o preguntemos a quien nos conoce) y luego abajo sumemos y vayamos acercándonos un poco a nuestro *dosha*.

Características	Vata	Pitta	Kapha
Estado físico	Alto, delgado	Medio	Atlético, muscular, corpulento
Estatura	Bajo, muy alto	Media	Bajo y corpulento
Tendencia a	Bajo peso	Peso medio/ ideal	Sobrepeso
Piel	Seca, áspera, marrón, fría	Sensible, roja, amarilla, cálida, firme, luminosa	Gruesa, grasosa, fría, suave, lisa
Venas	Bien visibles	Poco visibles	No visibles
Cabello	Seco, negro, frágil	Pelado, suave, rubio, rojo, fino	Denso, fuerte, grasoso, ondulado
Dientes	Pequeños, cariados, irregulares	Medianos, derechos, encías sangrantes	Grandes, derechos, fuertes
Personalidad	Muy activo	Activo	Bastante aletargado
Accionar	Rápido	Preciso	Lento

Dormir	De despertar fácilmente y/o con dificultades para conciliar el sueño	Corto y bueno	De dormir fácil, con dificultades para levantarse
Sed	Variable	Buena	No marcada
Apetito	Variable	Fuerte	Moderado
Sudor	Poco	Mucho, frecuente con olor	Moderado a mucho, a veces con olor
Orina	Poca pero muy frecuente, concentrada	Ácida, amarilla frecuente	Buena cantidad, menos frecuente
Materia fecal	Dura, oscura, no bien formada, estreñimiento	Amarillenta, diarrea	Suave, a veces con grasa
Creatividad	Marcada, imaginativa, frecuente	Técnica, negocios, científica	Negocios, gastronomía, literatura
Memoria	Moderada a poca	Buena	Excelente
Decisión	Muy rápida, confusa	Rápida, garantizada	Bien estudiada, lenta pero segura

Habla	Voz rápida, ronca	Alta, fuerte, aguda	Melodiosa, grave
Características posibles	Tímido, nervioso, inestable, intuitivo	Celoso, ambicioso, egoísta, práctico	Considerado, Letárgico, auto-satisfecho,
Deseo sexual	Muy fuerte, o muy poco	Pasional y dominante	Medio y constante
Clima, intolerancia a	Clima frío, o cosas frías, clima ventoso	Clima cálido y otras cosas calientes	Mayormente tolerante
Puntuación Total	Vata	Pitta	Kapha

Hay muchos y diversos cuestionarios dóshicos accesibles por internet. Por lo general, somos todos biotipos combinados y desde ya, no existe un biotipo mejor que otro; *el mejor dosha, es el que nos tocó tener.* Lo cierto es que cualquiera sea el biotipo del que se trate, el estrés no es una imposición venida desde afuera, sino que es una situación creada por el nuestra propia mente.

Conocer el elemento predominante en cada uno de nosotros nos permite saber qué estrategias de vida asumir para evitar posibles desequilibrios, tomando como base que lo similar siempre incrementa lo similar. Dijimos que los elementos que nos componen *tiran* para su lado y así, por ejemplo los del *dosha* de Fuego llamado Pitta, tendrán que luchar contra el fuego toda su vida, pues ya tienen su dosis de fuego completa y, por lo tanto, deberían evitar los picantes, la sal, los baños de sol, los fermentados, intentar sostener posiciones pacíficas, enfriar la mente y bajar la competitividad. De otro modo, los desequilibrios harán que "se incendie", causando gastritis, conjuntivitis, dermatitis, úlceras, ira o problemas en la piel.

Pero acá está el concepto de *dosha*, desequilibrio. Resonamos con lo peor que nos hace porque vibramos en ese elemento, así a Pitta le encanta el sol, lo ácido, lo picante, lo blanco y rojo, todo ordenado, etc. A Kapha le encanta lo dulce, dormir siesta, comer mucho (cuando es el que debería comer menos, mucho menos), y a Vata ser irregular, cambiar todo: de lugares, de ideas, pensamientos, parejas, etc.; ama viajar como el viento, y es al que peor le hace.

Entonces Vata (liviano, frío y seco) necesitará las cualidades opuestas: bajar, calmar, tonificar, aceitar y calentar, mientras que deberá evitar comer alimentos light o verduras crudas y frías (principalmente en otoño-invierno), pues de esta forma se incrementan las cualidades que de por sí se tienen en exceso.

Kapha debería expresar más sus emociones y saber que el confort excesivo adormece la mente. Vata y Pitta en general deberían aprender a controlarlas y transformarlas (Pitta tiene que enfriar).

Para el Ayurveda todo es relación de cualidades. Vata debería frenar, ordenar, bajar, calmar, aceitar y calentar. Pitta debería no competir, no creerse dueño de la verdad, no demandar y no dominar, mientras que Kapha debería levantar, soltar, mover, calentar, liberar y entregar.

Al aumentar la fuerza Pitta la piel toma un aspecto rojizo o amarillo y la persona puede sufrir diarreas o momentos de ira. También se pueden presentan signos de mareo y desmayos (en participación con Vata).

Con Pitta disminuido la piel se pone pálida, la persona tiene molestias intestinales y la digestión lenta.

Cuando Vata está exagerado la piel se vuelve áspera, seca y oscura, el cuerpo de adelgaza y pierde calor, la persona sufre de insomnio, astenia y sus defecaciones son fuertes. Si ocurre lo contrario y Vata está deprimido, la persona se siente cansada y agotada, tiene la respiración entrecortada y pierde el buen humor y la concentración.

Al aumentar Kapha la sangre no circula bien y se presentan cansancio y sueño. Las extremidades se vuelven pesadas y las articulaciones débiles, con frecuentes formaciones de edemas. Por otro lado al haber poco Kapha, se produce sequedad en la boca, sed y la sensación de vacío en el estómago.

Las articulaciones se vuelven débiles y la persona se siente sin fuerzas.

Vata se mueve y mueve a todo el cuerpo, Pitta quema y metaboliza y Kapha crea estructura, une y estabiliza.

Vata es seco, Pitta caliente y Kapha pesado.

Vata es oído y tacto, Pitta es la visión y Kapha es el gusto y olfato.

Kapha es la base de los otros dos humores, es la estructura con forma, resistencia, cohesión, tranquilidad y estabilidad. Pitta es el balance de los otros dos humores, es digestión, metabolismo, transformación y pensamiento. Vata es el que mueve a los otros dos humores, es circulación, energía, entusiasmo y creación.

Se podría decir que el desequilibrio de Vata se cura con reposo mientras que el desequilibrio de Kapha empeora con reposo. Pitta cura con inteligencia fría a las pasiones calientes; así la cosa sale tibia.

Sub o *upadoshas*

A su vez, cada biotipo o dosha presenta cinco *subdoshas*, que son los lugares preponderantes dentro de cada *dosha*. Son su lugar de asiento y función primordial:

- Los *subdoshas* de Vata son vientos que actúan en diferentes lugares, vibrando, moviendo, transportando, ingresando, eliminando.

- Los *subdoshas* de Pitta son fuegos que actúan en diferentes lugares digiriendo, cambiando, transformando, discerniendo, calentando.

- Los *subdoshas* de Kapha son aguas que actúa en diferentes lugares lubricando, protegiendo, uniendo, sosteniendo, flexibilizando, procreando.

- Los *subdoshas* nos permiten una clasificación más exacta de las funciones físicas y los estados mentales. Todo ello conlleva a un diagnóstico y una terapia más específica para cada individuo. Veamos cuadro resumen de los mismos.

Vata o Vayu	Pitta o Pita	Kapha o Kafa
Pranavayu: Guardián de la Energía. Es la energía que entra, relacionada con los nervios. Es el aliento cósmico y el testigo silencioso. Relacionado con el cerebro, los sentidos y el aparato cardio rrespiratorio. 7° y 6° chakra.	**Sadhakapitta:** Guardián del espíritu del Fuego. Intelecto, corazón, memoria, hormonas, impulsos sistema nervioso. Espiritual. Fuego que permite ver la verdad y la realidad. Relacionado también con la digestión de la emoción, la ira, el corazón, la valentía.	**Tarpakakafa:** Guardián de la Paz. Fluido cerebral, LCR, órganos de los sentidos. Memoria. Estado tímico o emocional. Protege médula espinal, nutre el cerebro.
Udanavayu: Guardián de la Memoria (en el sentido de memoria de nuestra vida, indica nuestra última exhalación). En la garganta y hacia arriba. Movimientos hacia arriba, a la cabeza. Se relaciona con la voluntad, la expresión, el entusiasmo. 5° chakra.	**Alochakapitta:** Guardián de la Visión, Ojos, visión interna o creativa. Es también parte del fuego del discernimiento o viveka. Es el fuego de la vista, es el que permite ver.	**Bodhakakafa:** Guardián de la Estima, nos da el gusto, por lo tanto, la elección y lo que tenemos que dejar de lado. Actuaría conjuntamente en la viveka con Alochakapitta. Corresponde a la lengua y órganos del sentido del gusto.

Vata o Vayu	Pitta o Pita	Kapha o Kafa
Vyanavayu: Guardián de la Caridad, relacionado con el corazón y expansión mental. Circulación centrífuga, piel, sistema vegetativo y del corazón, relacionado con las venas. Relacionado con el sistema músculo esquelético. 4° chakra.	**Ranjakapitta**: Guardián de la Pasión. Sangre, orina y materia fecal. Relacionado con el hígado, el bazo, es el color de la piel, de la orina y de la materia fecal.	**Avalamvakakafa**: Guardián del Amor ya que fluidifica y suaviza. Lubricación del pulmón y del corazón. De él dependen los demás kaphas del cuerpo. Es el plasma básico del cuerpo distribuido por el corazón. Ocupa tórax, pulmones y garganta.
Samanavayu: Guardián del Balance, de la digestión y la homeostasis o equilibrio. Circulación centrípeta. Estómago, colon. Movimientos hacia adentro o internos. Relacionado con la fuerza nerviosa del aparato digestivo. 3er. Chakra.	**Pachakapitta**: Guardián de la Llama o del Fuego. En el estómago, se corresponde con agni, la llama digestiva. Relacionado también con el hecho de poder digerir las emociones.	**Kledakakafa**: Guardián de la Humedad; la humedad justa lubrica, flexibiliza, une, protege. Fluidifica estómago y tracto digestivo (moco).

Vata o Vayu	Pitta o Pita	Kapha o Kafa
Apanavayu: Guardián del Vacío. Movimientos de eliminación física y mental. Relacionado también con la reproducción, menstruación, orina, defecación, parto . 1° y 2° chakra.	Bharajakapitta: Guardián de la Belleza. Piel, su brillo, lustre y sus melanocitos. Aura. Relacionado también con la luz o fuego de la percepción.	Shleshakakafa: Guardián de la Paciencia. Relacionado con la flexibilidad física y mental. Articulaciones, movimiento. Se corresponde con el líquido sinovial.

Vemos que existen tres *subdoshas*, uno de cada *dosha*, que tienen asiento en el cerebro y en el corazón. Ellos son pranavata, sadhakapitta y tarpakakafa (guardianes de la energía, del espíritu y de la paz). Para el Ayurveda el intelecto debería estar encerrado en el corazón. Pranavata tiene una función especial que es indriyadharana, mantener el control y eficacia de los sentidos.

Estos tres *subdoshas* actúan en interacción mental permanente (bueno, en realidad todos los *subdoshas*, desde ya, actúan interconectados con todos…).

Biotipos combinados

Los *doshas* dominantes de la constitución tienden al exceso. *Prakriti*, palabra sánscrita traducida a veces como naturaleza, vimos está compuesta de la raíz *Pra* que significa origen, primero, mientras que *Kriti* viene de acción. Etimológicamente sería el "origen de la acción" o la "primera acción". La *prakriti* conforma nuestro biotipo al nacer, el cual es posible averiguar a través de cuestionarios específicos. Por ejemplo uno nace Pitta-Kapha, ese será su biotipo de nacimiento en estado de equilibrio (prakriti o *prakruti*). *Vikriti* (*Vi* es desviación, división, circulación) es nuestro biotipo actual cuando estamos en desequilibrio; para volver al equilibrio es menester volver al biotipo natural de nacimiento. Ahora el personaje anterior, Pitta-Kapha, está un poco estresado, angustiado, nervioso, constipado, por lo tanto se alejó de su biotipo de nacimiento (*prakriti* Pitta-Kapha) y esta desequilibrado (*vikriti*), en este caso Vata-Pitta. Al estar padeciendo un desequilibrio de fuerza Vata, para lograr la salud debe bajar la fuerza Vata y volver a su biotipo Pitta-Kapha de nacimiento.

Antes vimos los biotipos simples y los lugares de asiento de esos biotipos o *doshas*. En los biotipos combinados se nombra primero al *dosha* más fuerte, que por lo general es el *dosha* anatómico o metabólico. Las combinaciones nunca son iguales, varían en proporción y cualidades. Los *doshas* combinados no se mezclan sino que permanecen cada uno con sus cualidades, y a veces se debe corregir un *dosha* a nivel mental y otro totalmente distinto a nivel corporal.

Se llama *tridóshica* a la persona cuya diferencia entre Vata-Pitta-Kapha es menor al 15%, *bidóshica* (los más comunes) cuando la diferencia entre los dos primeros es menor al 15% y *unidóshica* cuando los dos doshas restantes están a más del 15% del dominante.

Veamos las combinaciones y algunas posibles características, ya que estas son innumerables:

Vata-Pitta-Kapha

En algunas pocas personas, los tres humores o fuerzas existen en prácticamente iguales proporciones, como siempre lo primero que se trata es el desequilibrio; para tratarlos se tenderá a re balancear el *dosha* disminuido o aumentado. En equilibro poseen un excelente cuerpo, fuerte, resistente y ágil a la vez, con una mente que crea, sostiene y finaliza los proyectos. En lo que refiere a la digestión, tienen el *samagni* o *agni* (fuego digestivo) balanceado; además por lo general gozan de muy buena circulación. En lo que hace a su psicología, las características del aspecto mental de un *tridosha* tiene incontables posibilidades, ya que pueden poseer cualquiera de las particularidades de los tres *doshas*. Ante la duda, y como dicen en la India los *vaidyas* (médico ayurvédico), "lo primero es equilibrar a Vata, rey de los *doshas* y rey de las enfermedades."

Vata-Pitta

Son personas de contextura delgada y movimientos rápidos. Son los más emprendedores y de intelecto más agudo, sin ser muy extremistas. Terminan las cosas que comienzan y pueden focalizar en una dirección con facilidad. Desequilibrados, alternan el miedo con la ira. Tienen una digestión más fuerte y mayor resistencia al frío, al ruido y a las molestias físicas que el Vata exclusivo, aunque por lo general su circulación es pobre y el "calor" de su biotipo no alcanza para compensarlo, aunque los hay también con buena circulación. Necesitan el "lastre" de Kapha: los sabores dulces, ser pacientes, tener un poco más de estabilidad. En cuanto a su psicología, son amistosos y conversadores, aunque en desequilibrio se mueven entre actitudes defensivas y agresivas.

Vata-Kapha

Tiene dificultades para identificarse ya que son signos opuestos, bipolares. Suelen ser de contextura delgada, por influencia de Vata, y tienen una fuerte tendencia a detestar el frío. Por lo general, suelen sufrir digestiones irregulares o lentas, influenciadas por la falta de calor y poco *agni* o fuego digestivo. En lo que refiere a su psicología, sobresale la personalidad Kapha, lo que los hace estables, humildes y adaptables, aunque por ser muy sensibles pueden volverse emocionalmente inestables. Combinan la velocidad y eficiencia para actuar, junto con la tendencia a dejar pasar las cosas para otro momento. Indistintamente, pueden tanto movilizar como activar la inercia. Aportan creatividad y movimiento a la pesadez y viscosidad mental; pueden ser por lo tanto tan excitables como serenos.

Pitta-Vata

Son personas de estructura mediana, más musculosa y fuerte que los Vata-Pitta. También tienen movimientos rápidos y de mayor resistencia. Su digestión es más fuerte y con deposiciones más regulares que los grupos anteriores. Su psicología los hace más obstinados, percibiéndose la intensidad de Pitta y en menor grado la liviandad de Vata. Enfrentan los desafíos y los problemas de buen grado y con entusiasmo, a veces hasta con agresividad. Ante la presión tienen tendencia a combinar miedo y enfado, volviéndose tensos, ambiciosos e inseguros. Las personas con el *bidosha* Pitta-Vata desequilibrado son encuadradas dentro de la tipología o personalidad Tipo A de tendencia al infarto agudo de miocardio. Tres buenos sutras (máxima, axiomas o aforismos) para incorporar como tratamiento y prevención a este biotipo son:

1. Responder al día siguiente (para evitar reaccionar, sino accionar).
2. El otro siempre tiene razón (para poner en práctica antes de discutir y así poder enfriar todo desde el comienzo, poniendo inteligencia fría a las pasiones calientes y tal vez así poder llegar al punto 3).
3. Aprender es cambiar de opinión.

Pitta-Kapha

Se los reconoce por la intensidad y el activo metabolismo Pitta, dentro de un potente y sólido cuerpo Kapha. Es un *dosha* especialmente favorable para los atletas de esfuerzo, ya que tal vez se trata de la combinación más fuerte. Se trata del biotipo más fuerte y resistente de todos. Tienen una digestión fuerte y alta resistencia corporal, combinación que les brinda una excelente salud física. Les resulta difícil abstenerse de comer y son dados a la competitividad. En el aspecto psicológico, su comportamiento muestra la fuerza y la tendencia al enfado y la crítica, más que la serenidad y estabilidad de Kapha. Aceptan desafíos y son constantes, también suelen elaborar teorías y sostenerlas. En desequilibrio pueden ser dominantes, controladores y posesivos. Es un *dosha* que se adapta y mantiene los cambios a causa del intelecto de Pitta y la estabilidad de Kapha.

Kapha-Pitta

Más redondos de cara y de cuerpo, por causa de la mayor proporción de grasa. Tienen movimientos más relajados y más lentos, a la vez que son los más resistentes y estables. Se sienten bien si hacen ejercicio regularmente.

Es el típico jugador de rugby o levantador de pesas.

Su digestión es más lenta o más débil que cuando existe predominio de Pitta.

En su psicología combinan la actividad con la inercia y la pereza de Kapha; además son más lentos y metódicos que las personas exclusivamente Pitta, aunque intelectualmente son más profundos. Combinan mejor el pensamiento con las emociones. En desequilibrio, sufren cierta tendencia al fanatismo.

Kapha-Vata

Son más corpulentos y atléticos y tienen mayor resistencia. Además son más inconstantes en su estabilidad que quienes son solamente Kapha. Sus digestiones tienen tendencia a ser más irregulares y suelen no soportar el frío. Psicológicamente, acostumbran ser más lentos, relajados y estables, llegando a veces a ser estables también en su irregularidad. Tienen rapidez en la toma de decisiones, son sociables y buenos comunicadores. Son el grupo con las ideas más organizadas.

Para finalizar este capítulo, recordamos que los *doshas* son fuerzas o cualidades, así la fuerza Vata mueve y seca, actúa en la constipación, alteraciones del oído, garganta, miedo, ansiedad, insomnio, alteraciones del Sistema Nervioso Central (SNC) como la esclerosis múltiple, Guillain Barré, paresias, plejías, epilepsia, Parkinson, etc. La fuerza Pitta, en cambio, con su calor puede provocar gastritis, úlceras, dermopatías en general, conjuntivitis, abscesos, infecciones, ira, competencia, violencia, etc. Mientras que obesidad, colesterol, diabetes, edema, congestión, cálculos, piedras, síndrome adiposo genital, Pickwik, depresión, pueden ser motivados por la fuerza Kapha, con su pesadez. Repito lo que decía un maestro en la India: *"El mejor dosha es el que nos tocó"*.

La idea es auto conocernos (*alma bodha*) para poder así obrar en consecuencia.

Las cualidades o *gunas*

Las características mentales se sistematizan no en *doshas* sino en las cualidades o fuerzas llamados *gunas*, ellos son *sattvas*, *rajas* y *tamas*. *Sattvas* es pureza, verdad, fresco, generoso, con movimiento hacia adentro o afuera pero con amor, verdad y sabiduría. Rajas es movimiento siempre hacia afuera impulsado por un deseo, y *tamas* es inercia, materia, con movimiento hacia abajo. Así podemos ver los *gunas* (o *las gunas*, se escribe en realidad en masculino) como una clasificación vertical superpuesta a los *doshas* como una clasificación horizontal. O sea un Vata puede estar en una vibración vertical alta como el ser *sáttvico*, media o *rajásico* y baja o *tamásico*; lo mismo ocurre con los otros dos *doshas*, se cruzan las clasificaciones. Ninguna emoción es 100% de un *dosha*, sino que cualquiera puede hacer cualquier emoción. Sólo son posibles tendencias. Los *doshas* vician el cuerpo; *rajas* y *tamas*, la mente.

Vata

Sáttvico: energético, adaptable, flexible, rápido en comprender, creativo, entusiasta, tiene sentido de la humanidad, iniciador, emprendedor. Abre puertas y caminos. Es veloz y vital (*prana*).

Rajásico: Indeciso, poco creíble, fantasioso, ansioso, agitado, cansado, superficial. No puede parar de hablar, ni puede dormir bien a causa del viento. Se queja de los dolores, al principio y, luego, de todo.

Tamásico: Miedoso, servil, deshonesto, auto destructivo, adicciones, perversiones sexuales, disturbios mentales.

Pitta

Sáttvico: Inteligente, claro, preciso, capaz de discriminar, perfeccionista, guía, líder, corajudo, amigable, catedrático, investigador, deportista, noble, juicioso.

Rajásico: impulsivo, ambicioso, agresivo, controlador, dominante, hipercrítico, orgulloso, vano, soberbio, competitivo, voyeurista. Compara, opina, se burla, menosprecia y descalifica.

Tamásico: Odioso, vil, iracundo, destructivo, psicópata, infatuación criminal, traficante de drogas, violento, violador. En este estado, Pitta está "ciego de ira". Ranjaka metido en Alochaka y Sadhaka Pitta.

Kapha

Sáttvico: Pacífico, calmo, estable, animado, contento, tolerante, paciente, devoto, receptivo, leal, capaz de perdonar. Es un escucha y un opinador perfecto. Memoria y resistencia admirables.

Rajásico: Controlador, orgulloso, testarudo, materialista, necesidad de seguridad, búsqueda de confort y lujuria. Su apego lo lleva a "engancharse" a la otra persona.

Tamásico: Apático, depresivo, aletargado, inerte, obtuso, ladrón, poco comprensivo, insensible, avaro. No acepta cambios.

Los tres *gunas* van juntos siempre, y al igual que los *doshas*, lo que varía es en su proporción. Pensamiento, alimento, actitud, acción, lugares, compañías… en todo están presentes las *gunas*. Así, por ejemplo, los alimentos *sáttvicos* serán los frescos, de estación, no recalentados, ni microondas, los *rajásicos* los huevos, carnes y los *tamásicos*, los pasados, recalentados, incompatibles, frituras, embutidos, el fast food... También podríamos hablar de pensamientos *rajásicos*, compañías *sáttvicas*, actitudes *tamásicas*, etc. Entonces vemos en la clasificación cruzada de *doshas* y *gunas* que los *doshas* son *sharira prakriti* (naturaleza del cuerpo) y las *gunas, manas prakriti* (naturaleza de la mente).

Los desechos o *malas*

Los *malas* son los productos de desecho del cuerpo (orina, materia fecal, sudor, moco, lágrimas, etc). Desde el Ayurveda, los malas representan una amplia variedad de sustancias producidas después de la ingestión del alimento. Cuando están fuera de equilibrio, rápidamente los malas aumentan, disminuyen o se deterioran, deteriorando luego al resto del cuerpo. Los tres principales *malas* están regidos por los siguientes elementos:

1) Sudor (*sweda*) se forma predominantemente por agua.
2) Orina (*mutra*) formada por agua y ligeramente fuego.
3) Materia fecal (*purisha*) se compone de los elementos agua y tierra.

Si el exceso de *malas* no es eliminado del cuerpo en tiempo y forma, los tejidos comienzan a consumirse y a producir la degeneración. Uñas, pelos, barba, cabello, secreciones de orificios, esmegma, secreciones o pelusa del ombligo, del oído, moco…, son todos *malas* o desechos de los respectivos tejidos:

- *Loma-kupa-mala* (cabello)
- *Shmashru* (barba o pelo de la cara)
- *Nakha* (uñas)
- *Kha-malas* (excreciones de orificios corporales)
- *Karna-mala* (excreción del oído); *Karna-sneha* (cera del oído)
- *Tvak-mala* (excreción de aceite de la piel)
- *Nasika-mala* (descarga de la nariz)
- *Asaya-mala* (excreciones de la boca, dientes y lengua)
- *Prajanana-mala* (excreciones de los genitales)

Los *malas* son desechos *sólo* después de haber alcanzado una función útil al mismo, ya que los *malas* constan de dos funciones principales: *dharane* (misma raíz que *dhatus*: tejido, nutriente): es la parte de soporte, sostén y protección de los malas como por ejemplo el mucus en el estómago. *Kitta* (de *kit-gatau*, lo que se va): es la parte no utilizable y de desecho. Antes de que el factor tiempo actúe y sean eliminados, son elementos del sostén, nutren a los tejidos a través de la síntesis de esenciales nutrientes y enzimas o proteínas, mantienen las paredes intestinales como la grasa de las heces. Kapha elimina sus excesos por el sudor (acción regulada principalmente por Pitta), Pitta elimina sus excesos por orina (acción regulada principalmente por Kapha), y Vata elimina sus excesos por la materia fecal. O sea, uno podría suponer que para bajar a Kapha hay que transpirar más o para bajar a Vata, defecar. Con esto se observa que, por ejemplo, la constipación traerá desórdenes Vata primariamente. En verano se transpira más, ergo se orina menos (*la piel es el tercer riñón*). La producción de humedad influye en la temperatura, el sudor humedece y enfría al cuerpo. Sudor excesivo macera, baja la temperatura corporal, crea hongos; si es escaso será seca, áspera, quebradiza. Con respecto a la materia fecal, habla de óptimas condiciones (sin toxina, sin *ama*) si vemos que flota en el inodoro, no se adhiere a las paredes, y tiene forma y tamaño acorde y sin demasiado olor. Los *malas*, si no se eliminan, se transforman en toxinas, es decir, *ama*.

Los tejidos o *dhatus*

El Ayurveda habla de siete *dhatus* o tejidos principales básicos (tejido sanguíneo, tejido muscular, tejido óseo, tejido nervioso, etc.), responsables de toda la estructura del cuerpo ya que representan alrededor del 70% del cuerpo humano; homologándolo, la medicina occidental también habla de los mismos tejidos incluyéndolos en el llamado tejido conectivo.

Muchos autores sostienen que para el Ayurveda serían ocho *dhatus*, siendo el alimento considerado como el primer *dhatu* (*anadhatu*). Cuando el alimento es ingerido, una parte de él es digeridos y se convierte en una sustancia intermedia entre los nutrientes ingeridos y los tejidos, llamada *ahara-rasa* que contiene todos los nutrientes y la energía del alimento, y nutre a su vez a los demás elementos estructurales del cuerpo incluyendo a los órganos y sistemas del mismo. Con la ayuda del fuego digestivo, agni, ese *ahara-rasa* se transforma en el primer tejido plasmático llamado *rasa dhatu* y finalmente en el resto de los tejidos corporales.

Cada *dhatu* tiene su propio *agni* o fuego digestivo (*dhatu agni*), por eso, en el curso del proceso digestivo aparecen tejidos secundarios (*upadhatu*) y material de desecho (*mala*). Uno entonces puede inferir cómo están los huesos a través de los dientes, las uñas (manchas blancas por falta de calcio en los huesos), el pelo (las canas pueden hablar a veces de osteoporosis). Cuando un *dhatu* está defectuoso, alterará al *dhatu* sucesivo. La salud de cada tejido depende directamente del tejido que lo precede y en definitiva todos los tejidos del cuerpo, son una versión *transformada* de *rasa dhatu* o mejor dicho del alimento (somos lo que comemos).

1) Tejido plasmático: *rasa dhatu*

Rasa en sánscrito significa muchas cosas, como "agua", "semen", "saliva", "savia", "mercurio", "sabor", "plasma", "emoción", "sensación", etc. Es el amor romántico más la emoción (el sabor y la emoción van muy ligados), se corresponde con la esencia, el brillo, la inmunidad. Está más relacionado con Kapha (cuyo elemento predominante es agua) y es el que nutre a los demás tejidos. Con esto se desprende que Kapha, al ser más acuoso, también es más, digamos, emocional y más llorón. Es agua, plasma y linfa, es el *dhatu* primario que da la vida y el sostén para el resto. Relacionado con *Rasayana* o el rejuvenecimiento. *Rasa* es un *dhatu* sin células ni estructura. El *rasa dhatu* nutre directamente al siguiente *dhatu*, a *rakta dhatu*. La cualidad de este *dhatu* se reconoce en la piel. Si *rasa dhatu* está en equilibrio, la piel está brillante, lisa y posee poco vello, y este es claro y fino. Si está disminuido aparecen sed, sequedad, fatiga, intolerancia al ruido y piel seca.

Upadhatu o tejido secundario: leche materna, secreción menstrual, Líquido sinovial La secreción de leche depende del alimento ahara rasa, pero mucho también de la mente y las emociones de la embarazada.

Mala o producto de desecho: moco.

2) Tejido sanguíneo: *rakta dhatu*

Eritrocitos, sangre. Elemento, fuego. Relacionado con Pitta (recordemos, cuyo elemento predominante es el fuego), gobierna la oxigenación de los tejidos y órganos vitales; mantiene la vida misma por intermedio del *agni*. Es el que al mantener la vida y combinándose con el anterior *dhatu*, da forma y nutre directamente al siguiente dhatu, a mansa dhatu. *Rakta* es el amor transformado en vitalidad. Si aumenta, da ira y celos, ictericia, enrojecimiento, enfermedades de la piel. Si baja, da piel seca, baja la fuerza y puede obstruir o colapsar los vasos. Está relacionado con todos los problemas de la piel, de la oxigenación de los tejidos, y de la pasión.

Upadhatu: vasos sanguíneos y tendones.

Mala: bilis.

3) Tejido muscular: *mamsa dhatu*

Relacionado con los músculos, el elemento tierra y con Kapha. Está destinado a cubrir los órganos vitales, permitir el movimiento y mantener la fuerza física del cuerpo. El corazón está formado por *mamsa dhatu*... Lleva a cabo los movimientos de las articulaciones, protege, cubre y mantiene la fuerza física. Si el *dhatu* está bajo, la persona esta más expuesta al mundo, flojas las articulaciones, fatiga, emaciación, desnudez e indefensión. Exposición y desprotección. Si está aumentado da pesadez corporal, inflamación glandular, rigidez. El mansa dhatu combinándose con el anterior dhatu, da forma y nutre directamente al siguiente *dhatu*, a meda *dhatu*.

Upadhatu: ligamentos, tendones, piel.

Mala: cera oídos, esmegma, moco, pelusa del ombligo.

4) Tejido adiposo: *meda dhatu*

Grasa, relacionado también con Kapha y los fluidos. Mantiene la lubricación y engrasa los tejidos y partes blandas. Las suprarrenales controlan y regulan este *dhatu*, representando la fuerza Kapha que lubrica las acciones de Vata. Hace el amor más estable y fluido. Otorga calor físico y emocional. Hay una estrecha relación entre la grasa, el alimento en sí y el amor, por eso los obesos, al perder grasa, aumentan las emociones que generan las grasas. Si aumenta da obesidad. Si disminuye da cuerpo seca, flaco, áspero. El meda *dhatu* combinándose con el anterior *dhatu* da forma y nutre directamente al siguiente *dhatu*, a *asthi dhatu*.

Upadhatu: mesenterio, grasa intestinal.

Mala: sudor

5)Tejido óseo: *asthi dhatu*

Relacionado con el tejido óseo y con Vata, por el elemento espacio que encontramos intraóseo (Vata, recordamos, está formado por los elementos espacio y aire). Da sostén y estructura. Hueso, *asthi*: pesado, duro, resistente, áspero, grueso, perdura hasta bastante tiempo después de la muerte. Si aumenta da calcificaciones. Síndrome de Paget (osteítis deformante), osteosarcomas y si baja dará artralgias, sequedad en los dientes, uñas, osteoporosis. Si *dhatu* está en equilibrio pues es muy probable que dicha persona posea huesos y dientes grandes y regulares. Es responsable de la estructura corporal y su sostén. El *asthi dhatu* combinándose con el anterior *dhatu* da forma y nutre directamente al que sigue, el tejido nervioso, *majja dhatu*. El colon nutre directamente a los huesos, las canas nos hablan de una posible osteoporosis.

Upadhatu: dientes.

Mala: uñas, barba, cabello (un encanecimiento prematuro puede hablar de problemas óseos como osteoporosis).

6)Tejido nervioso: *majja dhatu*

Medula ósea, sistema nervioso y tejido espinal. Relacionado con Kapha por ser agua y secundariamente con Vata por ser sistema nervioso. En realidad todos están relacionados con todos; de nuevo, todo tiene que ver con todo. Ocupa los espacios óseos y conduce los impulsos motores y sensoriales. El *majja dhatu* combinándose con el anterior *dhatu* da forma y nutre directamente al siguiente *dhatu*, a *shukra* y *artava dhatu*. Si baja, bajan las funciones mente, ojos vacíos y sin vida, vértigos y huesos débiles. Si aumenta da alteraciones por exceso y pesadez en huesos y articulaciones. Personas con equilibrio de *majja dhatu* son activas, trabajan rápido, inteligentes y tienen gran influencia sobre otras personas.

Upadhatu: meninges, LCR: líquido cefalorraquídeo

Mala: lágrimas.

7)Tejido reproductor *Sukra* y *Artava*

Contienen ingredientes de todos los demás *dhatus*. Relacionado con la esencia *ojas* y con Kapha en el hombre y Pitta en la mujer. Finalmente el alimento da una sustancia que puede dar otro *ahamkara* o ser viviente. Debido a la culminación en el último *dhatu*, *shukra/artava*, conformado por la acumulación combinada de todos los demás, el Ayurveda enfatiza que la sustancia sexual debe ser cuidada. Si aumenta da lujuria excesiva y si baja, dolor en genitales, pérdida de virilidad, aversión al sexo. El semen (*ojas*) es considerado como la barrera inmunológica del cuerpo por lo que, por su pérdida excesiva, el cuerpo se expone a todo tipo de afecciones. Los *dhatus shukra* (semen) y *artava* (óvulo) cuando se unen ya forman una fracción de *ojas*, *paraojas*. Luego la madre durante los 7 meses siguientes le da la otra fracción llamada *aparaojas*. Relacionado con la creación, la creatividad, la juventud y el rejuvenecimiento (*Rasayana*).

Upadhatu y malas: sin tejidos secundarios ni deshechos (en realidad el tejido secundario ya sería otro ser humano…).

Acorde al principio de correspondencia, cada *dhatu* se incrementa con el consumo de las mismas sustancias (por ejemplo si hay una merma en la elaboración de semen, pues la leche, el ghee, el huevo, las semillas, y otras sustancias lubricantes, ayudan considerablemente). El alimento tarda 7 días en dar cada *dhatu*, entonces el alimento digerido tardaría entre 30 y 40 días para formar *shukra* y *artava*. El alimento no digerido sufre cambios químicos que generan toxinas; la sangre absorbe esas toxinas (*ama*) y las hace circular acumulándose luego en lugares débiles.

Dhatu	Anato	Fisio	Uphadatu-Mala	Bhuta
Rasa	Plasma, mucosas	Nutrición	U: Leche materna, menorrea M: mocos.	Agua
Rakta	Glóbulos rojos, Hb.	Oxigenación	U: vasos, tendones M: bilis	++++Fuego, ++Agua
Mamsa	Músculo	Movimiento	U: ligamentos, tendones, piel M: cera, esmegma, pelusa del ombligo	++++Tierra, ++Agua
Meda	Grasa, tejido ad.	Lubricación	U: mesenterio, grasa intestinal. M: sudor	++++Agua y ++Tierra
Asthi	Hueso y cartílago	Sostén	U: dientes M: uñas, barba, vello corporal	Aire, espacio y tierra
Majja	Tejidos nerviosos, médula ósea	Conducción	U: meninges, LCR, cabello. M: lágrimas	Agua
Shukra Artava	Sistema reproductor	Reproducción	-	Agua y fuego

Los siete *dhatus* participan de la salud de la piel y los tres *doshas* participan en el equilibrio de la temperatura del cuerpo (a través de la piel, también) y cualquier exceso en los mismos puede observarse en la temperatura y la contextura de la piel. Se bloquean por alteración endotelial (propia o por presión externa), alteración del flujo, alteración en la composición y/o morfología sanguínea, o por alteración de los nadis. Y ahora, ya que estamos científicos y conocedores del Ayurveda, recordamos que el cuerpo físico en balance, *sáttvico*, no es en realidad un *dosha* (que vicia) sino un *dhatu* (que nutre); un individuo en equilibrio es *dhatusamya*, no *dosha*. *Dosha* es cuando ya desequilibra o vicia. Cuando el *dosha* se mete en los *dhatus* estos pasan a ser *dusya*, por ejemplo si la fuerza del *dosha* Vata (espacio-aire) se mete en el tejido muscular generará fibromialgias, contracturas, espasmos.

Los *srotas*

Los *srotas* son todos los conductos visibles, no visibles y sutiles que conforman el cuerpo humano. En principio son todos Vata, ya que son huecos y transportan. Según los textos son 84.000 *srotas* sin contar los *nadis*, su contraparte sutil energética que veremos más luego. Son representantes del *akasha* (espacio) del macrocosmos y también del *vayu* (viento). Todos los canales son fuerza Vata así como todos los tejidos son fuerza Kapha. Su atributo es no resistencia, libre circulación mientras permite la digestión. Se los sistematiza en diversos canales que conducen todo en el organismo. Las afecciones de un individuo ocurren cuando se produce un proceso de obstrucción, de excesos, de escasez de flujos o de daño en el canal de conducción. *Srotas adana* son los que reciben (*prana*, *udaka* y *ana*: oxígeno, agua y alimento). *Srotas vikshepa* de mantenimiento (*dhatusrotas*, de los tejidos) y *srotas visarga* los de descarga (*malasvahasrotas*: sudor, orina y materia fecal). También menciona el canal mental (*mano vaha srotas*), con su componente material y sutil y los canales femeninos (eliminación de leche, menstruación). Repetimos, *doshas*, *dhatus*, *srotas* y *malas* son la base del cuerpo humano y de la salud; veamos ahora un cuadro resumen de los *srotas*.

Srota	Función
Pranavaha	Ingreso del prana a los pulmones y al organismo todo.
Annavaha	Conduce el alimento líquido desde la boca al ano.
Udakavaha	Transporta agua.
Rasavaha	Conduce la linfa.
Raktavaha	Conduce la sangre.
Mamsavaha	Lleva los nutrientes al músculo.
Medavaha	Lleva los nutrientes al tejido adiposo.
Asthivaha	Lleva los nutrientes al hueso.
Majjavaha	Lleva los nutrientes a la médula y al tejido nervioso.
Shukra Artava	Lleva los nutrientes al tejido reproductor masculino.
Svedavaha	Conduce el sudor.
Purushavaha	Conduce las heces.
Mutravaha	Conduce la orina.

El desequilibrio de los *srotas* puede ser funcional o estructural. Los *srotas* son los responsables de llevar alimentos, los minerales, el agua, el aire, el pensamiento y los *malas*. Dijimos, son huecos y con circulación por lo tanto corresponden al elemento *akasha* y aire (vata). Llevan el nutriente y sacan el desecho. Pero este desecho para el Ayurveda llamado *mala* es viscoso, mucoso, pegajoso y adherente por eso los *srotas* no lo pueden despegar. Y el frío lo une más aún (dice el sutra inglés *ice isn't nice:* el frío no es lindo, bueno) Los *srotas* abiertos conducen y permiten el sudor para eliminar el *ama* o la toxina a través de la piel. Si bien el sudor es el *mala* o desecho. Los *srotas* son todos los conductos o canales visibles (*sthula*) y no visibles (*sukshma*) que conforman el cuerpo humano.

El cuerpo físico es un *srota* de la mente.

Los *Nadis*

Los meridianos por donde circula el *prana* son meridianos sutiles, no visibles, llamados *nadis*, ellos también entran dentro de los *srotas*. Veamos los tres *nadis* principales antes de entrar en los llamados *prana vaha srota* (*vaha* significa "fluir"), los canales anatómicos del aire.

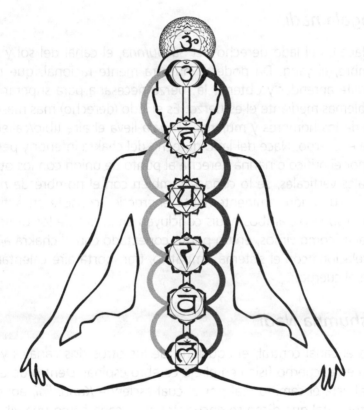

Ida Nadi

Es el lado izquierdo, el canal de la luna y la mujer, el Yin chino. Gobernado por el hemisferio cerebral derecho o directamente el cerebro derecho. Nace en el primer chakra, a la izquierda del *Sushumna* o canal central. Da el poder de las emociones en su estado puro, proporcionando las cualidades de gozo profundo, amor puro, compasión y habilidades artísticas. Es el más femenino de hombres y mujeres. Está relacionado con el sistema autónomo parasimpático, la intuición y la creatividad. *Ida nadi* se entrecruza con el *pingala* cinco veces (en los chakras), y penetra por el orifico o narina izquierda a unirse con *pingala* y *sushumna*; recibe también el nombre de *nadi lunar* (*Chandra*). Este canal transporta aire fresco para el cuerpo.

Pingala nadi

Nace en el lado derecho del *Sushumna*, el canal del sol y del hombre, el yang. Da poder a nuestra mente racional, que nos permite aprender y obtener la fuerza necesaria para superar los problemas mediante el esfuerzo. Es el lado (derecho) más masculino de los hombres y mujeres. *Pingala* lleva el aire tibio/caliente para el cuerpo. Nace del lado derecho del chakra inferior y penetra por el orifico o narina derecha al punto de unión con los otros canales verticales; se lo conoce también con el nombre de *nadi Surya*, su acción, eminentemente energética consiste en activar el cuerpo físico, ambos nadis concluyen en la raíz de los orificios nasales, como vimos, en un punto conectado con el chakra *ajña*. Se relaciona con el sistema simpático, transporta aire calentante para el cuerpo.

Sushumna Nadi

Es el canal central, el equilibrio de los otros dos canales y se sitúa en el cuerpo físico en el eje cerebro espinal. Dentro de este canal está el camino real por el cual asciende *Kundalini*, aquella energía vital que dicen se encuentra enroscada como una víbora en el chakra inferior. El *nadi* central *sushumna*, parte de la raíz de la columna vertebral y sube *recto* alimentando y recibiendo de todos los *nadis* a la vez del exterior a través de los distintos centros de energía, para unirse luego a las otras dos *ida* y *pingala*, en la zona del bulbo raquídeo que corresponde al sexto chakra, tercer ojo. Se relaciona con el canal medular central y el cerebro.

Ida y *pingala* parten como *sushumna* de la base de la columna vertebral, pero luego ascienden en espiral entrecruzándose en los centros vitales o chakras para terminar en la zona posterior del entrecejo, uniéndose a sushumna. La narina izquierda es ida (lunar, enfriante, femenina), la derecha narina pingala (solar, calentante, masculina).

Las tres esencias

Los biotipos o *doshas* Vata, Pitta y Kapha presentan una correspondencia sutil a nivel de energía vital. Este complemento está representado por los conceptos de Prana, *Tejas* (*agni*) y *Ojas* conocidos como las "tres esencias vitales". *Prana* (energía, oxígeno), *Tejas* (*agni*, fuego digestivo, enzimas) y *Ojas* (inmunidad, resistencia, fortaleza) controlan las funciones comunes del cuerpo y de la mente y nos mantienen saludables y libres de enfermedades. Ellas son la llave de la vitalidad, claridad y resistencia, necesarias para mantenernos saludables y confidentes.

Prana

Prana es la esencia energética vital, que se obtiene principalmente del alimento (y agua), del sol y la respiración. Cualquiera de esas tres cosas que fallen, pues habrá baja energía. Un cuarto aspecto muy importante en el *prana* es la mente, ya que puede bloquear los canales mentales sutiles y provocar un desastre en el cuerpo (mala digestión, infartos, úlceras, etc.). *Prana* es la fuerza original de la vida. *"pra-ana"* quiere decir primer alimento, que sería el aire, y también fuerza nerviosa. El prefijo *"pra"* quiere decir delantero, hacia allá o anterior y el sufijo "ana" es aire como alimento, *rasa*, y varias cosas más. Podríamos decir que prana = energía = vida.

El *prana* circula por meridianos de energía llamados *nadis*. A lo largo de los *nadis* existen vórtices energéticos llamados *marma* (vitales). El *prana* de nuestro cuerpo es conocido como *Shariravayu* (*Sharir*: cuerpo), aquel que se divide en los cinco pranas mayores y cinco menores. Se absorbe principalmente en la lengua y en el colon, se activa y se nutre por medio de la adecuada alimentación, el Sol, la mente y también con la meditación, el *pranayama* o las respiraciones, las *asanas* o posturas, lugares, entorno, trabajo, etc.

Los cinco *pranas* mayores son:

1. *Prana vayu* (cabeza, pecho)

- Mueve el *prana* (pra-ana, primer aire, primer alimento) hacia adentro. Ubicado entre la laringe y el corazón, aunque centrado en la cabeza.

- Controla los músculos respiratorios, cardíacos, el habla, la temperatura corporal.

- Rige la entrada de energía a través de los alimentos, la bebida, el aliento, las impresiones, las emociones, los pensamientos y la conciencia.

- Reside en la cabeza y se mueve hacia adentro y hacia abajo, permitiendo la recepción de todas las fuentes de energía.

- Al respirar no solamente tomamos energía del aire, también podemos conectarnos con fuentes de energía más sutiles a través de la conciencia. La respiración consciente (*pranayama*) alimenta tanto la energía como la conciencia.

2. *Udana vayu* (garganta-laringe)

- Mueve el *prana* arriba y afuera (*ud*: "arriba", *ana*: "aire", "alimento").

- Ubicado entre la laringe y el tope de la cabeza, controla el sistema nervioso, el balance, la expresión, la memoria y el intelecto.

- Mantiene al cuerpo erecto y es el Guardián de la memoria. Movimientos hacia arriba, a la cabeza, rige los vómitos.

- Se relaciona con la voluntad, la expresión, el entusiasmo. El *udana* rige la salida de energía a través de nuestra expresión por medio del habla, el esfuerzo físico, el entusiasmo emocional y el juicio mental.

- Es responsable de nuestro uso creativo de la energía, relacionado con dedo índice. Es el resultado en última instancia de la nutrición, a partir de *udana*, ya no hacemos nada consciente con el alimento. Una vez que éste pasa la garganta, ya perdemos contacto con él, hasta que sale como *mala* o desecho.

3. *Vyana vayu* (corazón)

- *Vyana* (*Vi*: difusivo, circulante, *ana*: aire alimento).

- Circulación del *prana* hacia los *nadis*.

- Es el aura del cuerpo y lo penetra en un todo.

- Controla los movimientos en sí. Expande y libera.

- Guardián de la caridad, relacionado con el corazón y expansión mental.

- Movimientos centrífugos.

- El *vyana* rige la circulación de energía a través del sistema circulatorio (el cuerpo físico), pero también a través del aliento, los sentidos, las emociones, los pensamientos y la consciencia.

- Transporta el *Prana* absorbido a los lugares donde pueda trabajar y expresarse.

4.*Samana vayu* (estómago)

- *Sama* significa "equilibrio", "regulación"; *ana*: "aire", "alimento".

- Acción de balance sobre el *prana*.

- Entre el corazón y el ombligo.

- Regula el sistema nervioso autónomo y la digestión.

- El *samana* rige la absorción de energía a través del sistema digestivo.

- Movimientos centrípetos, hacia adentro, regula, mantiene, conserva.

- Guardián del Balance, de la digestión y homeostasis o equilibrio.

5. *Apana vayu* (colon)

- Mueve abajo y afuera (*apa*: abajo, *ana*: aire), interviene en la defecación, el parto, la menstruación, la eyaculación.

- Guardián del vacío.

- El *apana* rige la eliminación de la energía de desecho a través de todas las fuentes de energía. Estas incluyen la orina, la defecación, y la exhalación.

- Es la fuerza más potente del organismo, también es parto, menstruación, eyaculación, diarrea, y todo lo que se salga debajo de la cintura

- La constipación impide también la absorción sutil del *prana*, la constipación es también una toxina energética y la raíz de muchos desequilibrios posteriores.

De los cinco *subdoshas*, los *marmas* se relacionan más con *vyana* vata, el que gobierna la circulación general del *prana* y la piel.

Movimiento de los *pranas*

Los cinco *pranas* ocupan diferentes etapas en el proceso de la respiración:

- El *prana*, el aire primario, es la inhalación.

- El *samana*, el aire igualador, es la retención o el punto entre la inhalación y la exhalación.

- El *vyana*, el aire que se mueve hacia afuera, sigue después del *samana* durante la inhalación. Puede estar relacionado con la última parte de la retención, la que está entre la exhalación y la inhalación.

- El *udana*, el aire ascendente, es la primera parte de la exhalación.

- El *apana*, el aire descendente, es la segunda parte de la exhalación.

Hay también cinco *pranas* menores, descritos también en el tantra y en el yoga:

1. **Devadatta** *vayu* está localizado en las fosas nasales y la boca. Rige los bostezos y los estornudos.

2. **Krichara** *vayu* (también llamado krikal) está localizado en la garganta. Rige el hambre, la sed y la digestión.

3. **Kurma** *vayu* está localizado en los párpados. Rige el abrir y cerrar de los ojos, incluyendo el guiñar los ojos y el parpadeo.

4. **Naga** *vayu* está asentado en la boca. Causa los eructos y el hipo. Algunos lo consideran útil para despertar el *Kundalini*.

5. **Dhananjaya** *vayu* invade todo el cuerpo. Causa inflamación, incluyendo la distensión abdominal. Después de la muerte es

responsable del hinchamiento del cuerpo. Ayuda en los movimientos del cuerpo y ayuda a proveer la absorción de los alimentos.

Tejas

Tejas es el componente sutil del *agni*, el fuego que digiere, relacionado íntimamente con la toxina ama. En su estado manifestado material, *tejas* es *agni* y son trece los principales **kayaagni** (fuegos del cuerpo), todos dependen del agni digestivo real del estómago llamado **jatharagni** (*jathara*: estómago) simplemente *agni*, alojado en *pachaka pitta*. El alimento necesita una transformación bioquímica para ser absorbido, y eso lo hace el *agni*. Del *agni* dependen, a la vez, muchas otras funciones como ser vitalidad, fuerza, vigor, crecimiento, luminosidad en el cutis, el *ama*, etc. Puede estar bien el *jatharagni* pero mal el *dhatuagni*, o sea el *agni* de los tejidos o *dhatus* (siete *agni* más). En ciertos desequilibrios, por ejemplo, pasa eso, el *jatharagni* puede estar bien, pero mal el de los *dhatus* y se acumula *ama*, por ejemplo, en *mamsa dhatu*, generando distrofias musculares. La toxina se acumula en los canales por deficiencia del *agni* de los tejidos, luego se acumula y el canal se obstruye, se inflama o edematiza. Lo mismo sucede con el *agni* de los tejidos.

Existen cinco agni más que corresponden a los elementos (los *bhutagni*) y nutren sutilmente los órganos de los sentidos. Para muchos autores, el fuego digestivo *agni* es el componente más importante después de los *doshas*.

Pitta y *agni* son esencialmente lo mismo, pero con una diferencia sutil: Pitta es el continente y *agni* es el contenido. Pitta se manifiesta en el estómago como fuego gástrico (*jatharagni*). Si está mal el *jatharagni*, el alimento no se digiere, se forma *ama* y se acumula en el antro estomacal. Todos tenemos *jatharagni*, ya que todos somos Pitta (y Vata y Kapha).

Veamos a continuación los cuatro tipos de fuego digestivo según el Ayurveda:

1) *Samagni*: es el *agni* balanceado y en equilibrio.

2) *Vishmagni*: *agni* viciado por Vata, o sea nunca estable, aparece por brotes y remisiones, irregular. Puede traer gases y constipación. Un día digiere bien, otro día aun a la comida más pura, no la puede digerir.

3) *Teekshagni*: *agni* viciado por Pitta. Sensación quemante en la garganta y áreas de duodeno, puede cursar con gastritis. El *dosha* tiende a sobre alimentarse para calmar el fuego y que este no lo termine quemando.

4) *Mandagni*: *agni* viciado por Kapha. No puede digerir inclusive cantidades pequeñas de alimento, digestión lenta, pesada. Peor si luego duerme siesta (para todos es malo dormir después de comer, para Kapha peor).

Ojas

La esencia *ojas*, por su lado, es el producto final de la energía de los siete tejidos corporales o *dhatus*. *Ojas* es el vigor original. Relacionada con el agua, con Kapha y con el semen. Se relaciona con la esencia universal *soma*, aquella que mantiene unido todo el universo. Se dice que ocho gotas provienen de los padres y en él se ubican corazón (*paraojas*, de *para*: infinito, superior) y el resto circulante (100 ml *aparaojas*, *apara*: secundario, finito); esto habla de la inmunidad congénita y de la adquirida. Se lo llama también *bala* por la resistencia, poder y entusiasmo que conlleva. *Ojas* es tónica (*rasayana*) y afrodisíaca (*vajikarana*). Regula el equilibrio hormonal, nos da el aura, el brillo de la salud, la reproducción y el sistema inmune. Baja con la edad, el hambre, la ira, las preocupaciones, la comida tamásica, el excesivo trabajo, la falta de deporte, la mala combinación de alimentos. *Ojas* es el "pegamento" de los elementos sutiles del cuerpo, la mente y el espíritu, integrándolos en un individuo en sincrónico funcionamiento con el todo". El ejercicio, al igual que la dieta y la mente, es vital para la formación de la esencia de *ojas* (que representa el rejuvenecimiento, la fortaleza, el vigor sexual, la inmunidad). El alcohol disminuye *ojas* (o sea disminuye la resistencia, la inmunidad, el brillo, el poder sexual, el rejuvenecimiento). Existe una relación con el agni, si este baja la toxemia intestinal se transforma en el principal causante del descenso de *ojas*.

Vata es la forma inestable del prana, Pitta es la forma reactiva del *agni*, y Kapha es la forma pasiva de *ojas*.

Ama

Ama se refiere a la toxina en general, el componente sutil y material no digerido, los actuales radicales libres, la acidificación de la sangre, etc. *Ama* sufre una multitud de reacciones químicas, gradualmente crea toxinas que se acumulan y luego son liberadas dentro del torrente sanguíneo o acumulándose y luego puede pasar a los tejidos o *dhatus* y a los órganos internos (*kosthas*)

Ama no sólo se desarrolla cuando la función de *agni* es retardada, también la sobre actividad de *agni* es perjudicial (ej: gastritis).

Además de obstrucción de los canales corporales, *ama* causa deterioro de nuestra fortaleza y energías. Aparece afectando al sistema mental, manifestándose por pérdida de la percepción y alteraciones emocionales.

También genera *ama*: el orgullo, egoísmo, posesividad, obstinación, cólera, excesivo deseo de contaminantes mentales.

Hay tres tipos de toxinas según el Ayurveda:

1) *Ama*, es el tipo más común, se describe contrario al agni, o sea pesada, pegajosa, fría, maloliente, espesa. Puede bloquear cualquier *srota* o canal corporal

2) *Amavisha*: es cuando el *ama* se establece por mucho tiempo y más profundo. Es la cronicidad del *ama* (por ejemplo: Reuma)

3) *Garvisha*: es el *ama* que implica la absorción por el cuerpo de toxinas medio ambientales (venenos, pesticidas, etc).

Arriba vimos que los *malas,* si no se eliminan, se transforman en toxinas, *ama.* La supresión o postergación de las urgencias naturales es llamado **vegavarodha** (vega significa urgencias naturales, también vómitos; *avarodha:* retener, postergar) y elevan mucho la fuerza Vata, hacen que invierta su fuerza, a esto se lo llama *udavarta,* sus posibles consecuencias son constipación, insomnio, angustia, dolores, reuma, fibromialgias, alteraciones del sistema nervioso como ciática, neurosis, epilepsia, Parkinson, parálisis, arritmias cardíacas, dolor de cabeza..., y en definitiva pueden exacerbar cualquier desequilibrio

Los 13 *vegas* más importantes según Charaka son retener las ganas de:

1. Orinar: *mutravegam.*

2. Defecar: *purishavegam* o *malavegam.*

3. Eyacular: *shukravegam.*

4. Peer (eliminar gases): *vatavegam.*

5. Vomitar: *cardhivegam.*

6. Estornudar: *kshawatuvegam.*

7. Eructar: *udgaaravegam.*

8. Bostezar: *jrumbhavegam.*

9. Comer: *kshudha vegam.*

10. Beber: *pipasa vegam.*

11. Sueño: *nidravegam.*

12. Llorar: *ruhvegam* o *ashruvegam*.

13. Respirar: *vyayamvegam*.

Para el Ayurveda el suprimir estas urgencias naturales conlleva múltiples trastornos tal vez imperceptibles como desbalances energéticos, irritación, cansancio..., o sea *ama*. Por pura cuestión social por ejemplo, las mujeres son más constipadas que los hombres; a veces sus exigencias para las necesidades fisiológicas, justificadas (por ejemplo en el caso de orinar) o no (el caso de defecar), también son mayores.

Vegarodha: el SNA envía un mensaje de eliminación pero voluntariamente lo cerramos. Se produce incoordinación, tensión y bloqueo; Vata se invierte

Sus posibles consecuencias son constipación, insomnio, angustia, dolores, reuma, fibromialgias, alteraciones del sistema nervioso como ciática, neurosis, epilepsia, Parkinson, parálisis, arritmias cardíacas, dolor de cabeza... Y, en definitiva, pueden exacerbar cualquier desequilibrio. Las *dhaniya* vega son las urgencias que sí deberíamos transformar: golpear a alguien, insultar, amenazar, etc.

Capítulo II
Las plantas según el Ayurveda

La planta (*oshadhi*) es un todo y no un principio activo de laboratorio (*oshadhi samavaya*). Siempre recordamos que las plantas solas no hacen milagros, el correcto e inteligente estilo de vida (*sadvritti*) termina la terapia.

Panchanga (*cinco miembros*) son las cinco partes de las plantas relacionadas con los elementos, que actúan bajo sus analogías o signaturas:

Parte de la planta	Afecta, vibra o resuena más en elemento
Raíz	Tierra (la base), huesos, músculos.
Tallo	Agua (sube por el tronco), plasma, alimento.
Flores	Fuego (color, fecundación), sangre.
Hojas	Aire (intercambio O_2-CO_2), mente, movimiento.
Frutos, semillas	Espacio para reproducción: da lugar para una nueva planta.

Antes de hablar de los usos terapéuticos y demás, veamos qué diferencia hay entre hierba, planta, condimento y especia:

- **Planta**: ser orgánico que crece y vive sin mudar de lugar por impulso voluntario.

- **Hierba**: es una planta con tallos delgados, tiernos y frágiles que perece luego de dar la simiente (es frágil, pues muere una vez que da el fruto o la semilla).

- **Condimento**: todo aquello que sirve para sazonar la comida y darle buen sabor, a la vez que tiene propiedades que afectan al cuerpo humano. La sal, una salsa, el vinagre, son condimentos pero no son especias.

- **Especia**: condimento extraído de plantas y hierbas (raíces, hojas, semillas).

O sea, toda hierba es una planta pero no al revés, y toda especia es un condimento, mas no la revés.

Las especias tienen una gran capacidad para potenciar el sabor, permiten que se consigan grandes y rápidos efectos aromáticos en los alimentos con cantidades muy pequeñas. No suelen presentar grandes aportes nutricionales aunque cada una entrega un beneficio diferente a nuestro organismo en función de sus características propias. También ayudan a conseguir una digestión adecuada y favorecen la transformación de los alimentos. Tienen un profundo impacto en los sentidos y en la mente por medio de sus elementos, que son absorbidos por el hígado. Tenemos una farmacia interna que es excelente. Utiliza la medicina justa en el momento exacto, en el tiempo correcto y en el órgano preciso sin efectos colaterales.

Es bueno repetir que las plantas ayudan y mucho pero dentro de un plan o programa holístico a seguir, ya sea como prevención o tratamiento. El Ayurveda suele descubrir el inicio de un desequilibrio en el organismo antes de que se manifieste en forma grave por los cambios de comportamiento en el paciente (mayor sensibilidad al frío, deseos repentinos de dulces o salados, cambios en el sueño, etc.), y utiliza la alimentación como cura sumada a la implementación de rutinas de vida como la meditación, el Yoga, y la actividad física.

Si se atiende el dolor pero persiste la causa, lo único que se hizo fue cambiar una contractura por una gastritis o por una angina de pecho, puede el paciente volverse más irritable o sumársele un problema psicológico. La patología simplemente muda a otro plano pues la raíz del problema no fue extirpada. Por otro lado el ser humano actual convierte la alimentación en una adicción, un rechazo, un sustituto del amor o un calmante de la ansiedad. Alimento es todo lo que entra por nuestros sentidos y todo lo que entra en nuestro cuerpo debe ser bien digerido, si no trae problemas. Ya sea una comida pesada, una visión desagradable o una emoción fulminante. Si entró y no se pudo digerir, hay que tratar de expulsarlo, purgarlo, pues eso es tóxico, *ama*.

Dravya guna vijñana

Dravya significa medicación, sustancia, *guna*: cualidad y *vijñana* es estudio, comprensión; Dentro de *dravya* también entra el vino medicado (*asavas* o *aristhas*), las gemas (ratnas), las decocciones (*kwat*), y según Charaka todo puede ser considerado una *dravya* ya que todo puede curar o enfermar. Inclusive el tiempo, la mente y los elementos son considerados también como *dravyas*.

El Ayurveda abarca todos los aspectos de de la vida: alimentación, plantas, estilos de vida, comportamiento, clima, edad, trabajo, deporte, etc. Para cada persona y cada cultura.

Actualmente lidiamos con suelos pobres, fertilizados, con insecticidas, herbicidas, cosecha prematura, maduración artificial. Transportes largos, refrigeración, conservantes, procesamiento de los alimentos para que duren más, sobrecocción, microondas, grasas, etc.

Sin embargo por mala que parezca esta situación, puede aun empeorar: transgénicos, clonados, inclusive las semillas ya están modificadas genéticamente… ¡y lo que ni nos enteramos! (ojos que no ven corazón que no siente, era el dicho?)

Aushadikarana es el nombre que se le da cuando se estudia una sustancia y desde el punto de vista del Ayurveda se contempla:

1. *Dravya*: la sustancia misma, sus elementos, su *prakriti.*

2. *Guna*: sus cualidades.

3. *Rasa*: sabor, impacto en la boca al complejo mental.

4. *Virya*: energía, impacto en el estómago al *dosha.*

5. *Vipaka*: impacto en los tejidos y en general; vía sanguínea.

6. *Karma*: su acción, su función.

7. *Prabhava*: su acción especial no esperada, acorde a sus componentes químicos.

8. *Matra*; la dosis.

9. *Samyoga*: la combinación.

10. *Grahita*: el almacenamiento.

11. *Nihita:* el transporte.

12. *Adhisthana*: habilidad de llegar al sitio de acción.

13. *Desha*: el lugar.

14. *Ritu*: la estación.

Dravya vijñana: entonces es el estudio, uso, indicaciones, contraindicaciones y todo lo referente a cualquier sustancia o *dravya*, en este caso las plantas. El tratamiento herbal es un tratamiento muy sutil y muy beneficioso para la digestión, ergo para la salud, pero también las plantas pueden ser muy nocivas Y al decir plantas nos referimos a toda forma de vegetación, ya sea árbol, resina, tallo, pigmento, esencia, frutos, semillas, hojas, savia, corteza, raíz, bayas, etc.

Hoy todo el mundo tiene acceso a información ultra rápida, muchos de los consejos conseguidos en Internet son peligrosamente erróneos y desde ya, como principio ayurvédico, nunca podría ser para todos el mismo tratamiento.

También pueden tener otros efectos al buscado: el Ginkgo Bilova, la Matricaria, el Jengibre y el Ginseng por ejemplo pueden aumentar el sangrado (cuidado en los que usan anticoagulantes), el Regaliz aumentar la presión, la Efedra provocar arritmias, etc.

Para las plantas en general, de acuerdo a la parte usada, los mejores momentos de recolección son: en el caso de las hojas, antes que las flores estén completamente abiertas; en el de las flores, antes de abrirse totalmente; en el caso de las raíces, al final del período de crecimiento (otoño).

Los métodos de mayor uso y principales para la preparación de hierbas son la infusión a alta temperatura, la pasta y polvo de hierbas de uso interno y externo, como tópico local y para la decocción. Se pueden preparar en jugos, tés, decocciones, tinturas madres, extractos secos, aceites, polvos, pastas, infusiones frías, decocciones en leche, píldoras, vinos medicados, ghee (manteca clarificada) medicado, jaleas, etc. Cada forma tendrá una vía, poder y acción determinada. No se puede usar cualquier vía para cualquier cosa.

La piel es un órgano vivo por lo que las sustancias sintéticas no pueden darle vida. Aparte, carecen de inteligencia cósmica, *prana*, y las propiedades nootrópicas de las plantas (aquella inteligencia de la relación planta-huésped que utiliza sólo lo necesario de la misma). Al igual que las personas, las plantas se componen de los cinco elementos y de siete dhatus, y cada uno de sus tejidos actúa diferente con los del ser humano:

Dhatu o tejido de las plantas	Afecta más a
Jugo o líquido acuoso	Plasma. *Rasa*
Savia o líquido lechoso	Glóbulos rojos. *Rakta*
Parte blanda de la leña	Músculos. *Mamsa*
Goma del árbol	Grasa. *Meda*
Corteza	Hueso. *Asthi.*
Hojas	Médula ósea, tejido nervioso. *Majja.*
Semillas, flores y frutos	Tejido reproductor. *Sukra Artava.*

La terapéutica médica del Ayurveda suele ser sintomática y empírica, si bien algunas veces se funda en la etiología de las enfermedades. La dietética y la higiene desempeñan en ella un papel muy importante, simultáneamente como medios preventivos y curativos.

Capítulo IV
Energía de las plantas

Las plantas respiran oxígeno

Podemos decir que la mayoría de los vegetales tiene dos fases: una diurna y una nocturna, con dos procesos opuestos, uno que es la fotosíntesis y el opuesto, es la respiración.

Fase diurna

Durante la fase diurna están los dos procesos a la vez, durante la noche sólo uno. A través de la fotosíntesis y gracias a la presencia del sol, agua (H_2O) y el dióxido de carbono (CO_2) circundante, la planta o el vegetal sintetiza glucosa (CH_2O), liberando mucho oxígeno (O_2) para sintetizar glucosa y no para respirar; la fotosíntesis es para conseguir energía, *prana*. Además de expulsar oxígeno a la atmósfera, la fotosíntesis es parte fundamental de la alimentación de las plantas, ya que gracias a la energía del sol, los vegetales transforman la savia bruta en savia elaborada, que es su comida. Por este motivo se dice que las plantas son organismos autótrofos, es decir, que producen su propio alimento. Para respirar lo hacen como todo ser vivo, toman oxígeno y liberan dióxido de carbono, sólo que, en la suma total, libera mucho más oxígeno del que consume.

Fase nocturna

Al no haber Sol, no hay fotosíntesis, deja de sintetizar glucosa y por lo tanto deja de absorber dióxido de carbono y de expulsar oxígeno... pero, como todos, ¡sigue respirando! O sea, la planta respira oxígeno todo el día, las 24 horas libera dióxido de carbono, sólo que a la vez y gracias a la fotosíntesis, durante el día libera más oxígeno del que consume. A la noche sigue respirando pero no hace fotosíntesis por lo que no libera oxígeno pero sí el dióxido de carbono; por eso no se recomienda dormir con plantas, por la emisión del gas dióxido de carbono, que es pernicioso. El proceso de fotosíntesis es muy importante para la subsistencia de los vegetales, y también del resto de las especies, ya que llenan la atmósfera del oxígeno que todos necesitamos. La deforestación y la polución son acciones nocivas para el proceso fotosintético y poco a poco reducen la cantidad de oxígeno disponible.

Las plantas, al igual que el individuo (*jivatman*) poseen componentes orgánicos, inorgánicos y minerales, más vitaminas. Además poseen un metabolismo secundario (o sea pueden vivir sin estos componentes) que constituyen por lo general sus principios activos. Ellos son los flavonoides, alcaloides, taninos, isopranoides, resinas, etc. No quisimos poner la descripción de cada uno de estos pues ya hay mucha información y datos en Internet. Desde la visión del Ayurveda su propia farmacología se halla sistematizada igual que los alimentos, esto es según:

1 Las propiedades o cualidades físicas y químicas (*gunas*) de la materia médica.

2. Su sabor, *rasa*.

3. Sus propiedades recalentantes o refrescantes, *virya*.

4. Su acción final sobre los tejidos, *vipaka*.

5. Su acción general o *karma*.

6. Su acción específica o *prabhava*.

La terapéutica hindú distingue seis clases de sabores diferentes llamados *rasa*: dulce, ácido, salado, picante, amargo y astringente.

Cada sabor corresponde a una terapéutica particular, y todas las formas medicamentosas están clasificadas en uno de estos seis grupos. Por otra parte, los glosarios médicos en la India indican el sabor de todos los productos medicamentosos empleados. El *virya* contempla la energía sobre el *dosha*: enfriante (para Pitta) o calentante (Vata o Kapha) y el *vipaka* su acción en los tejidos.

Veamos un poco más de estas energías:

Rasa

Olor y gusto en la boca; *rasa* es el sabor. Como todo en el universo, los sabores también están compuestos por los cinco elementos; la esencia de los elementos es el sabor, la esencia del sabor es la energía.

Los sabores actúan de manera muy profunda sobre la mente, el cuerpo y el ser interior. Cada uno de ellos actúa a través de las papilas gustativas con las células del gusto y de allí, por las integrinas, llegan a todo el cuerpo. Cada sabor está impregnado con la memoria cósmica de la semilla original desde el tiempo de la creación.

El gusto es la cualidad sensorial que pertenece al elemento agua. Las plantas son la forma de vida perteneciente al elemento de agua. El gusto de esta forma refleja la energía y el elemento que opera en una hierba o en un alimento en particular.

Se pueden reconocer los sabores sólo cuando la lengua está húmeda.

El gusto afecta directamente a nuestro sistema nervioso a través del *prana*; la fuerza vital en la boca , la cual conecta con el *prana* del cerebro. El gusto, a través de su prana, estimula al sistema neurovegetativo del sistema digestivo. Este es el mecanismo por medio del cual, el sabor afecta al agni digestivo; este puede ser positivo, neutro o negativo, dependiendo del sabor predominante en la comida y de la combinación de alimentos.

El sabor afecta a la mente y la personalidad y si nos acordamos de los elementos de cada dosha, sabemos qué lo va a incrementar.. Vamos a recordar los sabores o Rasa y su posible impacto mental:

Sabor Dulce: elementos agua y tierra. Nutre e incrementa los tejidos. Alivia la quemazón, calma el hambre y la sed. Es bienestar, tranquilidad y sedación aunque en exceso genera complacencia. Es pesado, oleoso y por lo general frío. Como es agua y tierra no va a Kapha que también es agua y tierra. Es anabólico.

Sabor Amargo: elementos aire y éter. Restaura todos los demás sabores, es purificante, antiinflamatorio, actúa contra los parásitos y purifica la leche materna entre otras cosas. Tiene los dos elementos de Vata, por lo que lo desequilibran fácilmente. Promueve la transformación y su exceso, la frustración. Es catabólico

Sabor Ácido: elementos fuego y tierra. Incrementa el apetito, es carminativo (elimina gases del tubo digestivo), liviano, caliente y oleoso. Bueno para Vata y no para Pitta. A nivel emocional despierta conciencia y espíritu aventurero aunque en exceso genera envidia y celos. Es anabólico.

Sabor Salado: elementos agua y fuego. Estimula la digestión, incrementa las secreciones, es liviano, oleoso y caliente. Está formado por los mismos elementos que Pitta, por lo que lo tiende a desequilibrarse. Relacionado con el deleite y el placer y su exceso, la lujuria. Tampoco es bueno para Kafa ya que retiene líquidos. Anabólico.

Sabor Picante: elementos fuego y aire. Purifica la boca y estimula las secreciones, el fuego digestivo, cura, abre los Srotas o canales reduce la obesidad pero su fuego puede secar el semen y la leche materna y llegar a ser abortivo. Genera extroversión y su exceso, irritabilidad. Bueno para Kafa, a medias para Vata y malo para Pitta. Catabólico

Sabor Astringente: elementos tierra y aire. Es sedativo, seca, cura úlceras, y hemorragias. Bueno para Pitta, a medias para Kapha y malo para Vata. Genera introversión y su exceso, inseguridad. Es tierra y agua y su sabor es igual, uno siente que está comiendo tierra. Ejemplos de sabor astringente: membrillo, té, banana, pera, coliflor, repollo, brócoli, legumbres. Catabólico.

Existe un retrogusto que puede no ser estable y es llamado *anurasa*, es el sabor secundario. No confundir con *anupana* que es medio para vehiculizar las especies o plantas utilizadas para su mayor penetración y rápida absorción, se usa de *anupana* el agua, el ghee, la leche, vinos, etc.

A Vata, que estaba compuesto principalmente por los elementos aire y éter o espacio, los sabores que más lo desequilibran o tienden a aumentar su *dosha*, son los amargos, los astringentes y los picantes, calmándolo los dulces, ácidos o agrios y salados.

Pitta, compuesto principalmente por agua y fuego, se agravará con los sabores ácidos, picantes y salados y se calmará con los dulces, amargos y astringentes.

A Kapha, que proporcionalmente es más tierra y agua, lo agravarán los sabores dulces, ácidos y salados y lo calmarán los amargos, picantes y astringentes.

El siguiente cuadro resume estos conceptos:

Rasa, sabor	Elemento	Cualidades	Apacigua a:
Dulce	Tierra-Agua	frío, pesado, oleoso	V-P
Ácido	Tierra-Fuego	caliente, oleoso, pesado	V
Salado	Agua-Fuego	caliente, oleoso, pesado	V
Picante	Aire, Fuego	caliente, liviano, seco	K
Amargo	Aire, Éter	frío, liviano, seco	P-K
Astringente	Aire-tierra	frío, liviano, seco	P-K

Entonces veamos los sabores de elección para cada *dosha*, y en orden numeral; por ejemplo, a Vata lo equilibra más el salado, luego el ácido, luego el dulce; el salado aparte de anabólico, *virya* caliente (en el estómago) y *vipaka* dulce (en los tejidos), retiene líquidos, todo ideal para Vata; sin embargo este sabor debería esta reducido en los otros dos *doshas*. Si no figura ningún número y si el signo (-), son sabores a reducir por ese *dosha*.

	Dulce	Ácido	Salado	Picante	Amargo	Astringente
Vata	3	2	1	-	-	-
Pitta	2	-	-	-	1	3
Kapha	-	-	-	1	2	3

Virya

Luego, el alimento ya en el estómago presenta su energía fría (anabólica) o caliente (catabólica) llamada *virya* es el efecto mediato corto que muestra su impacto en el *dosha*. Algunos autores dicen que *Virya* son seis (shabdavidha):

1. Caliente: carnes rojas, pimienta, huevos, miel, picantes.

2. Frío: menta, leche, coco, coriandro, hinojo.

3. Pesado: trigo, carnes rojas, queso.

4. Liviano: leche descremada, verduras y frutas en general .

5. Aceitoso: leche, miel, soja, coco, ghee.

6. Seco: repollo, lentejas, verduras crudas.

Rasa y *Virya* representan la *Prepaka* o pre digestión (aún el alimento no se absorbió en el organismo). Por eso en un tubo digestivo, el alimento termina de ser tal una vez que se absorbió, aun en el tubo digestivo (esófago, estómago, intestino, colon) es externo al cuerpo. Debe aún absorberse. Si tragamos una moneda ésta se eliminara tal cual, nuestros tejidos o dhatus físicos poco se enteraron.

Vipaka

Una vez que pasó a la sangre, empieza el impacto final en los tejidos llamado vipaka, *post digestión*, así el sabor o *rasa* afecta la mente (*manas*), la energía térmica o *virya* al *dosha* y *vipaka* a los tejidos o *dhatus*. El impacto en los tejidos corporales o *dhatus*; de acción más lenta y duradera. El *vipaka* es el producto o acción final post digestión que circula por otro tejido, la sangre, y produce fuerza Vata, Pitta y Kapha por todo el cuerpo.

Para este efecto post digestivo sólo quedan tres sabores no percibidos originariamente por la boca. Relacionados con cada *dosha* y con las etapas de la digestión:

- *Madhura Vipak* o dulce (incluye al salado)

- *Amla Vipak* o ácido.

- *Katu Vipak* o picante (incluye amargo y astringente).

Las sustancias dulces y saladas (*madhur vipak*) favorecen la salivación (no en exceso), secreción de esperma y otras manifestaciones Kapha, son anabólicas.

Las sustancias ácidas (*amla vipak*) favorecen las secreciones ácidas en el estómago y duodeno. Son metabólicas ya que realizan a la vez anabolismo y catabolismo. Las sustancias con sabores de aire (amargo, astringente y picante) terminan en *katu vipak*, o sea picante: aumentan la sequedad y deshidratación. Pueden bloquear los *mala vaha srotas*. Son de fuerza catabólica. Forman gas en el colon y agravan Vata (el picante menos, hasta a veces puede ser *utizizado* por Vata).

Prabhava son los efectos especiales que poseen algunas sustancias que no siguen lógica o patrón. Por ejemplo, el limón, de sabor ácido, debería agravar Pitta, pero tiene un *prabhava* de *virya* fría y de *vipaka* dulce. El pescado es de sabor dulce y debería aliviar Pitta, pero es de virya calentante por lo que lo agrava. El sabor dulce es refrescante pero la miel (de sabor dulce) es de *virya* calentante. La cebolla es dulce, pero de energía calentante y *vipaka* dulce (bueno para Vata). Luego, a las especias y plantas para el tratamiento también se las clasifica y estudia acorde al *rasa, rirya, ripaka*.

Rasa	Virya	Vipaka	Prabhava
Dulce	Frío	Dulce	Miel (*Virya* caliente)
Ácido	Caliente	Ácido	Limón (*Virya* frío)
Salado	Caliente	Dulce	Tamarindo (*Virya* frío)
Picante	Caliente	Picante	Cebolla (*Virya* fría)
Amargo	Frío	Picante	Cúrcuma (*Virya* fría)
Astringente	Frío	Picante	Granada roja (*Vipak* dulce)

Resumen de lo que acontece cuando ingerimos una sustancia (*dravyas*), ya sea alimento o tratamiento con plantas.

- *Rasa* o sabor, gusto.

- *Virya*, Gunas, Atributos o cualidades. Potencia fría (buena para pitta) o caliente (buena a Vata y Kapha).

- *Vipaka* o efecto a largo plazo (dulce, ácido y picante)

- *Karma* o acción general en el organismo.

- *Prabhava* o acción específica de ciertos alimentos (ya sea beneficiosa o no). Por lo general, el efecto de un fármaco en el cuerpo humano está determinada por sus cinco elementos y propiedades farmacológicas. Sin embargo, según el Ayurveda, existen algunos medicamentos que poseen propiedades específicas que no pueden ser definidas por estos criterios. Dicha propiedad se llama un *prabhava*, tal vez influenciado por astros, aura, magnetismo, etc. Veamos algunos ejemplos de plantas *tridóshicas* según la visión del Ayurveda.

- Repetimos: estos son datos informativos, no formativos, por supuesto que cada una planta tiene su indicación, dosis, preparación y contraindicaciones precisas por más *tridóshica* que sea, a la vez de poseer otros efectos al buscado; en definitiva toda planta tiene múltiples acciones.

Al Aloe Vera se lo conoce como *Kumari* (*doncella*), término que alude a sus propiedades antiaging y rejuvenecimiento. Claro que existe la necesidad de reevaluar la eficacia de remedios y fórmulas antiguas debido al cambio de suelo, transgénicos, insecticidas, etc. La terapéutica del Ayurveda distingue los medicamentos que fortalecen y los que curan las enfermedades. Los primeros se presentan en forma de elixires, *Rasayana*, y de afrodisíacos, *Vajikarana*. Los medicamentos curativos son minerales, vegetales y productos animales, y se utilizan acompañados de ayunos, encantamientos y ungüentos. Los minerales empleados eran el oro, los cinco metales (plata, cobre, cinc, hierro y plomo), la arena, las piedras preciosas, la sal, el ocre rojo y el antimonio. De las plantas se aprovechaban todas sus partes. Se utilizan frecuentemente las preparaciones medicamentosas en ghee o manteca clarificada, en aceite, así como en leche, en jugo de caña y en alcoholes. Charaka indica las ocho clases de orinas animales y las ocho clases de leche que la medicina hindú utiliza en terapéutica. Son numerosos los preparados en forma de pasta: electuarios, ungüentos, etc., así como en forma de polvos.

Las plantas, al igual que el individuo (*jivatman*), poseen componentes orgánicos, inorgánicos y minerales más vitaminas. Además poseen un metabolismo secundario (o sea, pueden vivir sin estos componentes) que constituyen por lo general sus principios activos. Ellos son los flavonoides, alcaloides, taninos, isopranoides, resinas, etc.

Algo sobre las frutas

Deben consumirse frescas.
Deben consumirse solas, sin mezclarlas con otro alimento.
Nada ácido en el desayuno: no se debe abusar de los jugos de frutas ácidas (mucho menos en el *dosha* Pitta).

No mezclar jugos de frutas con café (en realidad, es mejor no consumir café).

No comer jamón con melón. En lo posible, el melón no debe consumirse con nada.

No es conveniente tomar jugos de frutas después de las comidas. Debe hacerse una hora antes o una hora después.

Las verduras y las frutas no se deben consumir en la misma comida.

Las frutas cítricas no deben consumirse a la noche.

Deben consumirse maduras.

No deben consumirse como postre, ya que dificultan la digestión.

Se deben comer preferentemente con el estómago vacío, ya que la fruta se digiere en el intestino delgado y, si el estómago está lleno, la fruta comienza a fermentar antes de ser digerida.

Los jugos de frutas se deben consumir frescos y lo antes posible.

Fitochismes I

Las más astringentes: nuez moscada y cúrcuma.

Las más picantes: trikatu, pimienta negra, pimienta de cayena y jengibre (plus: más clavo de olor).

Las más enfriantes: regaliz, hinojo y comino.

La más amarga: bardana, alholva o fenogreco, nuez moscada .

Las más dulces: yerba buena (stevia), menta.

Especias *tridóshicas*: cardamomo, coriandro, comino, hinojo, raíz fresca de jengibre (cuidado en Pitta), azafrán, turmérico o cúrcuma (cuidado en Vata).

Si bien cúrcuma y jengibre aparecen como calentantes, son *tridóshicos* (aunque moderación en Pitta).

Para el estreñimiento lo mejor es ayuno, ejercicio y modificar la dieta. De utilizar laxativas (última opción), precaución con las más catárticas como ser cáscara sagrada o sen.

Aloe Vera	Amargo picante	Frío	Dulce	Longevidad, fortaleza, vigor	VPK
Jengibre	Picante, Dulce	Calor	Dulce	Tonifica, estimula la digestión	VPK (Pitta con moderación)
Hinojo	Dulce Picante	Frío	Dulce	Digestivo Diurético	VPK
Cúrcuma	Amargo, astringente, picante	Calor	Picante	Digestivo, Respiratorio	VPK (P y V moderación)
Coriandro	Dulce astringente	Frío	Dulce	Digestión, baja la fiebre	VPK
Cardamomo	Dulce picante	Frío	Picante	Digestivo, Respiratorio	VPK (Pitta moderación)
Azafrán	Dulce picante amargo	Calor	Picante	Depurativo sanguíneo Digestivo	VPK

Capítulo V
Preparaciones (*samskaras*)

Cuando uno habla de planta (*oshadhi*) incluye árbol, arbusto, hierba, hoja, fruto, semilla, corteza, cactus, raíces, rizomas (tallo subterráneo con varias yemas que crece de forma horizontal emitiendo raíces y brotes herbáceos de sus nódulos)... , es decir, todo el mundo vegetal.

Veamos algunas definiciones occidentales:

Formas Galénicas

Son las disposiciones individualizadas a que se adaptan las sustancias medicinales y excipientes para constituir un medicamento, empleando los procedimientos introducidos por Galeno. Algunos autores prefieren llamarle Forma farmacéutica o Forma de dosificación. La forma farmacéutica o galénica está constituida por la Especialidad farmacéutica, las Fórmulas magistrales y las Fórmulas oficinales.

Especialidad farmacéutica

Medicamento con una forma farmacéutica determinada, de composición definida, con una dosificación específica, acondicionado para la dispensación al público e inscripto en el Registro Nacional de Especialidades Farmacéuticas.

Fórmulas Magistrales

Todo medicamento preparado en una farmacia de acuerdo con una prescripción destinada a un enfermo determinado.

Fórmulas Oficinales

Aquellas cuya fórmula, proceso de preparación y las características del producto final, figuran en formularios o farmacopeas oficiales.

Drogas

Son sustancias con actividad terapéutica.

Droga vegetal

Es la parte de la planta (flores, hojas, frutos, raíces, corteza) que contiene los principios biológicamente activos. Se divide en *droga fresca y droga seca.*

Droga fresca

Es la droga recién colectada, la cual puede posteriormente ser empleada de forma tópica o sistémica, para preparar fórmulas oficinales, o como materia prima para la elaboración de fitofármacos.

Droga seca

Se le denomina así a la droga fresca que ha sido sometida a un proceso de desecación. Ocasionalmente suele ser sometida posteriormente a procesos de molido, pulverización u otros.

Extractos

Son preparados concentrados de drogas vegetales o de origen animal, obtenidos extrayendo los ingredientes activos de las drogas con menstruo apropiado, evaporando todo o casi todo el disolvente, ajustándose la masa o polvo residuales a las especificaciones de la norma prescrita.

Excipiente

Aquella materia que, incluida en las formas galénicas, se añade a las sustancias medicinales o sus asociaciones, para servirles de vehículo, posibilitar su preparación y estabilidad, modificar sus propiedades organolépticas o determinar las propiedades fisicoquímicas del medicamento y su biodisponibilidad.

Materia prima

Toda sustancia activa o inactiva empleada en la fabricación de un medicamento, ya permanezca inalterada, se modifique o desaparezca en el transcurso del proceso.

Sustancia medicinal

Toda materia, cualquiera que sea su origen humano, animal, vegetal, químico o de otro tipo a la que se atribuye una actividad apropiada para constituir un medicamento.

Ya sabemos cómo están los suelos y el tratamiento de los comestibles hoy, así que es mejor hacer una huertita en el balcón o la terraza, o comprar en lugares de confianza.

Samskara, por su lado aparte de referirse a impresiones kármicas que moldean la mente, también se refiere al molde o preparación de las plantas para su posterior utilización. La recolección de las plantas se hace según prescripciones minuciosas que son descritas ampliamente por Sushruta: calidad y aspecto del terreno, color, etc., enumerando 700 plantas divididas en 37 series, según su valor curativo. Caraka, por su parte, habla de 50 especies de cocimientos, *kashaya*, indicando sus efectos medicinales; cada grupo comprende una decena de plantas, lo que totaliza una lista de 500.

Los glosarios del Ayurveda dan largas listas de materias médicas, tales como el *Ashtangahridayasamhita*, editado en Bombay en 1939, con comentarios de Arundatta y de Hemadri. Todas las *dravyas* (sustancias) se pueden utilizar en diferentes formas farmacéuticas:

- Polvos (*Churnas*)
- Pastas (*Kalka*)
- Jugos (*Swarasa*)
- Preparaciones con leche (*Kshira*)
- Decocciones (*Kwatha*)
- Extractos (*Sara*)
- Infusiones o agua hervida con drogas (*Udaka*)
- Vapor, humo o fumar (*Yagna, agni hotra, dhuma, dhumapana*)
- Sopa de carne (*Mamsa Rasa*)
- Drogas hervidas en aceites (*Siddha Taila*)
- Drogas hervidas en ghee (*Ghrita*)
- Alcohol / vino medicado (Madya, *aristha*)

Y hay más preparaciones:

- Droga fresca
- Droga seca
- Pulpas
- Tinturas
- Extractos hidroalcohólicos
- Extractos fluidos
- Aceites
- Suspensiones
- Emulsiones
- Jarabes
- Vinos
- Píldoras
- Granulados
- Cápsulas
- Inyectables
- Sales para baño

- Lociones
- Fomentos
- Linimentos
- Pomadas
- Cremas
- Pastas
- Emplastos
- Cataplasmas
- Colutorios
- Gargarismos
- Colirios
- Supositorios
- Óvulos

Pero son cinco las presentaciones más comunes en Ayurveda, llamadas *pancha kashaya* ("cinco formas" o "presentaciones").

Pancha kashaya

Pancha kashaya se refiere a las cinco preparaciones o fito presentaciones principales. Ellas son:

1.Jugo exprimido (*svarasa*)

Se obtienen unos 30g de hierbas frescas como el jengibre, aloe, ajo, cebolla, hinojo, limón, etc. Dejándolas reposar 24 hs en agua o directamente exprimirlas, A menor cantidad de agua más potente el jugo.

2.Pasta y polvos (*kalka* y *churna*)

Se machaca o tritura una planta en líquido, se la utiliza en tratamientos locales, como base de otras preparaciones o combinadas con miel, ghee, leche.

3.Infusión caliente (*phant*)

Una parte de hierba por ocho de agua hervida caliente, deján-dolas por un período de 30 minutos hasta doce horas. El tiempo es más prolongado que en fitoterapia occidental. Adecuada para las partes más delicadas y suaves de las plantas (hojas, flores, ta-llos), Es bueno también para las plantas aromáticas, para que no pierdan el aceite esencial.

4.Infusión fría (*hima*)

Se dejan en agua fría, desde una hora a toda la noche. Es más adecuado cuando uno trabaja con plantas muy suaves o de ener-gía refrescante o para sosegar a Pitta (Jazmín, menta, sándalo). También se puede generar a partir de polvos

Una parte de hierba y seis de líquido, se deja reposar toda la noche y a la mañana siguiente se cuela (método usado con plan-tas suaves o energía refrescante como menta, jazmín y sándalo.

5.Decocción (*kwat*)

Una de las maneras más frecuentes de uso médico, que ya mencionamos. Se utiliza una parte de hierba, 4 de aceite y 16 de agua. Si se espera una decocción suave, se espera que hirviendo se reduzca al 75% del volumen inicial: moderada, la mitad, y fuerte que quede el 24 % del líquido.

En un recipiente se colocan 2 onzas de hierbas (1 onza, equiva-le 28g, o sea casi 60g) que será una parte. Por ejemplo, una po-sible decocción para masaje sería 60g (una parte) de hierbas de:

- Malva
- Semillas de hinojo
- Semillas de sésamo
- Centella asiática
- Gingko biloba
- Jengibre
- Pasionaria

- Aceite: girasol primera presión en frío, 280 cc (4 partes)
- Agua: 1120 cc (16 partes).

Se puede poner todo junto con el aceite incluido (que se va para arriba) hasta que se evapore el agua como se indicó recién, a fuego lento. O ponerlos por partes, primero el agua y luego el aceite; o sea se pueden hervir las hierbas sólo con el agua y luego esa decocción mezclarla con las 4 partes del aceite y dejar que hierva con el fuego al mínimo. Esta variante se utiliza para las hierbas más delicadas como los polvos y las flores. Si es Vata o Pitta se puede hacer la decocción en leche. Las hierbas, a fuego lento. En las infusiones calientes se mantienen las hierbas en agua antes de hervir por un tiempo prolongado o se produce un hervor rápido y se las deja luego en agua fuera del fuego.

Tipo de remedio	Nombre sánscrito	Técnica de preparación
Juego exprimido	Svarasa	Se exprime la hierba fresca. 1 parte de hierba seca por 2 partes de agua. Reposo 24 horas y se cuela.
Pasta de hierbas	Kalka	Se machaca o tritura con agua.
Decocción	Kvatha	1 parte de hierba por 16 de agua se hierven a fuego lento. Fuerte: se reduce a ¼ el volumen. Moderado: se reduce a la mitad. Suave: se reduce a ¾ el volumen.
Infusión caliente	Phant	1 parte de hierba por 8 partes de agua caliente. Reposo por 30´a 12 horas.
Infusión fría	Hima	1 parte de hierba por 8 partes de agua fría. Reposo de 1 a 12 horas.
Decocción en leche	Churna	1 parte de hierba por 8 partes de leche por 32 partes de agua. Se hierve hasta evaporar el agua.
Polvos	Guti	Se machaca o tritura sin agua.
Píldoras	Vati	A base de polvos y decocciones estandarizados.
Tabletas	Asava (jugos)	A base de polvos y decocciones estandarizados.

Tipo de remedio	Nombre sánscrito	Técnica de preparación
Gugguls		Tiene como compuesto base la *Comiphora Mukul*.
Vinos medicados	*Arista* (decocción)	Se agrega cultivos de hongos y se fermenta por días o meses.
Aceites medicados	*Siddha Taila*	Se extraen de las semillas, especialmente las del sésamo.
Ghee medicado	*Siddha Ghrita*	1 parte de hierba por 16 partes de agua. Se hierve hasta reducir ¼ el volumen y se cuela. Con 1 parte de la decocción a una parte de ghee, se cocina hasta evaporar el agua.

Técnica de preparación:

Una parte de hierba por 16 de agua hirviendo a fuego lento hasta que se reduce a un cuarto del volumen original (decocción fuerte). En caso de una decocción moderada se espera que se reduzca a la mitad y si es suave sólo a ¾ del volumen de inicio. Toma varias horas y produce una decocción más fuerte que la usada en fitoterapia occidental. El té resultante luego es combinado con los *anupanas* adecuados. Las hierbas son usadas sólo una vez, salvo que se hayan hecho decocciones suaves. Es más adecuado para la raíz, corteza, tronco, frutos, ya que requieren más tiempo de cocción.

Decocción de aceite y hierbas frescas al sol

- ¼ de taza de hierbas frescas
- 1 taza de aceite

Picar ligeramente las hierbas frescas y colocarlas en un contenedor de vidrio limpio con el aceite. Cubrir con una gaza de algodón y asegurarla con una bandita elástica. Dejar el frasco bajo la luz solar entre las 10 am y las 3 pm por 25 días.

Cuidar de no exponer el frasco al frío extremo, la lluvia o la luz de la luna. Al final del período de infusión, colar en otro frasco de vidrio. Tapar y almacenar en un lugar fresco.

Decocción en leche

Técnica de preparación:
- 1 parte de hierba.
- 8 partes de leche.
- 32 partes de agua, hirviéndola hasta que se evapore toda.

Aumenta los efectos tónicos y nutritivos de hierbas como *aswhagandha* o *shatavari*. Se puede aprovechar el efecto suavizante sobre las membranas. En combinación con *gotu kola* o nuez moscada se realizan los efectos sedantes de ambos.

Tinturas madre y la maceración.

Otras formas de preparación son la tintura madre y la maceración. Tanto la maceración como las tinturas madre (TM), son técnicas para extraer los principios activos de las hierbas. Tienen por lo general mayor concentración pero menor vida media. La TM es diferente de la maceración ya que se usa alcohol como vehículo (Pitta con precaución, moderado), y en la maceración, agua

En la maceración se deja la planta troceada en agua a temperatura ambiente durante un tiempo concreto (de 12 a 24 horas, dependiendo de la especie), se usa en plantas mucilaginosas (malvavisco, lino), se va agitando la mezcla, puede utilizarse mortero, finalmente se cuela.

La TM se hace mezclando la planta con alcohol o vino, se puede hacer dejándola macerar o simplemente echando alcohol en un recipiente largo y estrecho, puede ser alcohol puro, de triple destilación o de graduación inferior.

Las proporciones son de 20g de la planta (puede ser hoja fresca o seca) en 100cc de alcohol, es preferible que sea de triple destilación natural, que es el alcohol que se utiliza en licorería. No en chicos, alcohólicos, hepatopatías, embarazo, lactancia y según criterio médico (nunca auto administrarse)

Dosis de TM: 30 gotas diarias en un vaso de agua por la noche, algunos casos puede ser más, durante 3 meses. Por lo general nunca conviene más (nunca está demás decirlo, siempre primero consultar con el médico).

Algunos ejemplos de TM:

- Hipérico: antidepresivo-energizante
- Ginseng: estimulante-vigorizante
- Valeriana: sedante
- Pasionaria: sedante
- Harpagofito: analgésico
- Regaliz: úlceras gástricas y gastritis
- Cedrón: digestivo, antiflatulento
- Melisa: desórdenes gástricos y del sueño
- Menta: afecciones gastrointestinales
- Romero: carminativo, digestivo
- Hamamelis: vasoconstricción: várices, hemorroides,
- Ginkgo Biloba: circulatorio-antiaging-acúfenos
- Uva Ursi: cistitis, próstata
- Tilo: diaforético, sedante
- Olivo: antihipertensivo, diurético.
- Cola de caballo: diurético
- Alcachofa: colerética, hipo colesterolémica
- Carqueja: colagogo, diurético
- Ortosifón: aumenta la diuresis, es anorexigénica
- Aloe: laxante
- Cáscara sagrada: laxante
- Cardo mariano: hepatoprotector.
- Equinacea: energizante, inmunoprotector.
- Enebro: dispepsia

Aceites esenciales

Los aceites esenciales, por su lado, son mezclas de varias sustancias químicas biosintetizadas por las plantas. Se obtienen por destilación, arrastre de vapor o por expresión del pericarpio de algunos frutos. Al ingresar por vía olfatoria tienen un impacto directo mental ya que las neuronas del bulbo olfatorio reciben directamente el estímulo. Son de uso externo. Pueden estar en diferentes tejidos de las plantas: raíz, rizoma (jengibre), leño (alcanfor), hoja (eucaliptos), fruto (anís), flores (lavanda, tomillo).

Los aceites esenciales penetran con rapidez a través de la barrera cutánea para entrar en el torrente sanguíneo y, desde ahí, llegar hasta el órgano que se desea curar. Son insolubles en agua, levemente solubles en vinagre, y solubles en alcohol, grasas, ceras y aceites vegetales. Por lo general, de uso por vía olfatoria, orificios o piel. A la vez, si aplicamos eucalipto en el arco plantar nos procurará un alivio y frescura a nivel ocular (y hasta aliento agradable en los minutos siguientes a su aplicación); inclusive podemos poner hielo en los pies para la conjuntivitis, es sumamente efectivo

Algunos ejemplos de aceites:

- Para Vata: sésamo, almendras, oliva, ghee.
- Para Pitta: coco, girasol, ghee, cilantro.
- Para Kapha: (poca cantidad) mostaza, albaricoque, jengibre.

Las altas temperaturas desnaturalizan por completo el aceite, destruyen sus vitaminas y minerales. El resultado final es un aceite muerto, insalubre y sin sabor.

En altas temperaturas cambia la química de las grasas transformándolas en trans. Uno debería entonces comprar aceites de primera presión en frío, ya que el calor desnaturaliza los ácidos grasos poliinsaturados, y sin refinar, así no se modifica su contenido en vitamina E y minerales. Son más caros pero altamente superiores y favorables para el desarrollo neurológico.

Tiempo de toma de un medicamento herbal

Según el Ayurveda las hierbas deben tomarse en diferente tiempo acorde a su función, los horarios de los *doshas*, los estados de la digestión y el órgano a tratar.

1) Con el estómago vacío (*abhakta*): para personas fuertes o resistentes y desórdenes agudos.

2) Antes de las comidas (*pragbhakta*): para obesidad, *apana vata*, constipación

3) Durante las comidas (*madhyabhakta*): para alteraciones de estómago

4) Mezclada en el alimento (*samabhakta*): para chicos o supresión del mal gusto del alimento.

5) Después de las comidas (*adhobhakta*): Para tratamiento de pecho y garganta (*Vyana* y *Udana*)

6) Repetidamente (*muhurmuhu*): tos, hipo, disnea, vómitos, venenos, etc.

7) Por la noche (*nisha*): para desórdenes de la cabeza, cuello, ojos, nariz o garganta.

Fitochismes II

Las preparaciones líquidas duran un día o algo más, ya que se desnaturalizan rápido. Los polvos, con sus métodos modernos de empaquetado, pueden durar un año y medio; en caso contrario duran cuatro meses aproximadamente (depende la especie); vinos y aceites medicados pueden durar hasta cinco años; la miel y el ghee medicados puede duran aún más.

Aristha: vino de hierbas hechos con decocciones, *asava*: vino hecho de jugo de frutas, *prash*: mermeladas de hierbas.

La savia es el fluido o líquido transportado por los tejidos de conducción de las plantas.

El mucílago (ej psyllum) es una sustancia vegetal viscosa, coagulable al alcohol, utilizada para suspender sustancias insolubles y para aumentar la viscosidad. Los mucílagos son análogos, por su composición y sus propiedades, a las gomas, dan con el agua disoluciones viscosas o se hinchan en ellas para formar una pseudo disolución gelatinosa.

La resina (ej: guggul, muy útil en reuma y alteraciones del SN) es una secreción orgánica que producen muchas plantas, particularmente los árboles del tipo conífera. Es muy valorada por sus propiedades químicas y sus usos asociados. También es un constituyente habitual de perfumes o incienso.

El aspirar el humo por medio de rituales del fuego como el *yagna* o el *agni hotra* es aún muy utilizado en la India. Otra preparación es el fumar terapéutico (*dhumapana*) plantas como árnica, cáñamo, girasol, malvavisco, tilo, salvia, belladona. Cada una tiene su preparación y parte de la planta a utilizar en particular.

Existen fórmulas ayurvédicas hechas con combinaciones de plantas que son muy rejuvenecedoras o *rasayana*, como ser *Chyawanprash* (mezcla de hierbas llamada Jalea de Chyawan), Triphala (tres frutos: *amalaki*, *haritaki* y *bibhitaki*), etc. Otra de las fórmulas tónicas es *triyajhad* o tres raíces muy buenas para la cura en general y la purificación: ajo, cebolla y jengibre (masticar una cebolla o ajo crudo es un tónico muy bueno; recordar en cuanto a sus propiedades: "ajo cocido es ajo perdido"). Entre sus múltiples funciones, el ajo tiene propiedades tonificantes, es estimulante digestivo y se cree que aumenta la virilidad, la cebolla purifica la sangre y estimula la producción de semen en los hombres; por su parte, el jengibre alimenta el sistema nervioso, depura la sangre y es un estimulante digestivo.

Anupanas es el vehículo en que se administra un medicamento para así estimular su rápida y eficiente absorción, minimizando efectos secundarios y ayudando a su efecto característico, que se suma y potencia a la droga o *dravya* elegida. Por lo general se utiliza ghee para Pitta, leche a Vata y miel a Kapha. El agua es *tridóshica*, a Vata y Kapha se la recomienda caliente.

Capítulo VI
Sobre desequilibrios y tratamientos

Prakriti, vimos, es una palabra sánscrita traducida a veces como "naturaleza". Está compuesta de la raíz *para*, que significa "origen", "primero", mientras que *kriti* viene de "acción". Etimológicamente sería el "origen de la acción" o la "primera acción" que es nacer, nuestra naturaleza de lo que somos. La *Prakriti* conforma nuestro biotipo al nacer, el cual es posible averiguar a través de cuestionarios específicos como el que vimos.

Ahora bien, volvamos a ejemplificar, uno nace con una *pakriti* supongamos, Vata-Pitta (la mayoría es *bidóshico*), ese será entonces siempre su *prakriti*, su naturaleza invariable, su estado de salud al nacer. Si conserva las mismas proporciones de Vata-Pitta toda su vida, o sea si se mantiene en su *prakriti*, pues estará en armonía y plena salud y pasara a ser un *dhatu*, un tejido que nutre y no un *dosha* que desequilibra. Entonces si está en desarmonía y aumentado algún *dosha*, deja su *prakriti* natural y llega al *vikriti* o estado *dóshico* actual (*vi*: desviado de su naturaleza o acción).

Las enfermedades o desequilibrios causados por fuerza Vata son llamadas *Vataja* (o *Vata vyadhi* o *Vata roga*), se acumula la toxina en el colon, penetrando luego en los huesos y sistema nervioso (artrosis, parálisis, reuma, cólicos).

Para el Ayurveda, el colon termina de absorber el *prana* o energía vital que se obtiene a través de la respiración y los alimentos. Puede fallar esta absorción porque ingresa poca o mala energía (comida chatarra o recalentada, embutidos) o porque los canales o *srotas* corporales están obstruidos. Esto originará gases en el colon (que harán la materia fecal más seca), incrementando la constipación que cierra aun más los canales, terminando el proceso en una enfermedad.

Las enfermedades o desequilibrios causados por fuerza Pitta, son llamadas *Pittaja* (*Pitta vyadhi* o *Pitta roga*), se acumula la toxina en el intestino delgado y sangre y penetra en el hígado (hepatitis, gastritis, conjuntivitis, leucodermia, hemorroides). El hígado es la sede del fuego (Pitta significa bilis).

A las enfermedades causadas por la fuerza Kapha, se las llama *Kaphaja*, *Kapha vyadhi* o *Kapha roga*, se acumula la toxina en el estómago y penetra en los pulmones (alergia, obesidad, diabetes, colesterol, Kapha es flema).

El estómago es la madre del cuerpo físico. Las enfermedades congénitas (mielo meningocele, S. Down, parálisis cerebral) son llamadas *Karmaja* o *Papakarma* (*papam phala karma*: frutos negativos del *karma*, *punyam phala karma*: frutos positivos del *karma*). Ayurveda estudia por separado al enfermo (*rogi parisha*) y a la enfermedad (**roga parisha**) así luego los une para ir de las partes al todo y del todo a las partes.

Los desarreglos básicos en el ser humano tienen cuatro raíces:
1. El *karma*, uno cosecha lo que siembra (en ésta u otras vidas).

2. **Kala parinama** o los efectos del tiempo (edad, clima).

3. **Prajna aparadha**. Error en el intelecto (que sería cuando uno sabe lo que tiene que hacer, pero no lo hace).

4. **Avidya**, ignorancia, uno directamente desconoce lo que está haciendo.

En todo desequilibrio *dóshico*, tener en cuenta:

- Constitución (*dosha*).
- Digestión (*agni*).
- Inmunidad (*ojas*).
- Metabolismo en general (*pachaka*).
- Energía (*prana*).

Kala parinama es el efecto del tiempo y del clima sobre los *doshas* y la vida en general:

- Según la hora (*dinadosha*).
- Estación (*rutudosha*).
- Edad (*vayamdosha*).
- Ahara: dieta inadecuada en calidad, cantidad, armonía (combinación-*samyoga*) y adecuación: *hitbhuka*.
- *Mitbhuka, Ritbhuka*.
- Mal uso de los sentidos.
- Mal uso de las emociones.
- Mala eliminación de los deshechos: constipación.
- Mal empleo de la mente (*pragna aparadha*).
- Ocupación.
- Deporte.
- Pensamientos, palabras y acciones inapropiadas.
- Supresión de los deseos naturales (*Vegavarodha*).
- Lugar geográfico, clima.
- Entorno social.
- *Satsanga*.
- Poco espacio físico y/o mental.

El *dosha* en equilibrio es llamado *sama dosha*, de *sarna* balance; el *dosha* en desequilibrio es llamado *saama dosha* (se escribe sāma) y viene de *sa ama*, con ama. Aunque muchas veces se escriben igual y hay que interpretar la diferencia.

El principal tratamiento para eliminar la toxina o *ama* es el uso de plantas calentantes (pimientas, jengibre, asafétida) para aumentar simultáneamente el fuego digestivo agni. La palabra para designar salud en sánscrito es *swastha*, que significa "establecido en uno mismo", o "en su propia morada". La swástica es un símbolo muy sagrado en India, representa salud, amor, abundancia, paz; nada que ver con la manera en que fue utilizada luego por los nazis.

El hecho de poder correlacionar los desequilibrios y enfermedades con las fuerzas *dóshicas* nos da un amplísimo margen de terapia. Repetimos un poco para fijar, por citar un par de ejemplos, si uno diagnostica reuma o epilepsia es un tratamiento, ahora si lo que se debe corregir es un desequilibrio Vata, el tratamiento es totalmente distinto. Lo primero sería atender el factor que está formando el *ama* para evitar *hetu* o la causa, y luego se preguntaría es si está constipado por ejemplo, y atendiendo sólo eso los síntomas bajarían enormemente (como así también el insomnio, angustia, dolores, miedo y todo lo Vata dependiente), y luego sí, purificar más *ahara*, *vihara* y *aushadhi* (dieta, estilo de vida, tratamiento) teniendo en cuenta las acciones del tiempo *trikaladosha*, atender las esencias vitales, aplicar el *swedana*, *abhyanga*, *nasya*, *basti*, *sirodhara*, (terapia del sudor, masaje, aplicaciones nasales, enemas, chorro de aceite sobre la frente), etc. Ya no es híper acidez sino una fuerza Pitta desequilibrada a bajar, entonces lo rojo, Marte, lo amarillo, el sol, el pensamiento, la crítica, la opinión, el comparar, lo ácido y salado, lo fermentado como el yogurt, vinos y quesos, lo que tenga energía o *virya* calentante, el alcohol, el picante, la competencia, la ira… todo agravaría la acidez. Pitta opina mucho porque *ve*, y opinar aumenta la acidez.

Claro está que acidez, gastritis y constipación lo pueden tener cualquier *dosha*, o sería más bien cómo el *dosha* presenta ese desequilibrio; pero por la ley de similitud por ejemplo Vata que es más seco tiende más a constipar, Pitta más fuego tiende a inflamar, y Kapha pesado tiende a enlentecer u obstruir. Vata presenta sus desequilibrios con sequedad, espasmos, dolor de tipo cólico, tos seca, pérdida de fuerza, adelgazamiento, rigidez. Pitta el mismo desequilibrio lo presentará tal vez con fiebre, infecciones, problemas de piel e inflamaciones, mientras Kapha lo presentaría con edemas, congestiones, letargo y pesadez, tristeza y depresión.

El estilo de vida actual es muy "vata génico": comida chatarra, fast food, viajes frecuentes, stress, los medios de comunicación que nos atiborran de datos, la música estridente, ruidos, bocinas, smog, fármacos, drogas, indulgencia en el sexo, etc. La clave para manejar todos los *doshas* es cuidar la fuerza Vata que cada uno tiene. Cuando no hay estimulantes como el café, trabajo, drogas, TV u otras formas de entretenimiento, el estímulo desparece y puede florecer una depresión o tristeza oculta o tapada. Si hay tiempo libre llega el aburrimiento, que puede ser una bendición cuando lleva a la sabiduría, al ocio creativo y una maldición cuando lleva a la frustración y depresión.

Veamos un poco entonces este cambio de diagnóstico y por ende, de tratamiento. Veremos pues que desequilibrios Vata hay más del doble que Pitta y del triple que Kapha. Vata se enferma, Pitta se quema y Kapha se apega.

Vata es el único móvil, es el rey de los *doshas* y el rey de las enfermedades.

Desequilibrios de los *doshas* (*sāma dosha*)

Lo que sigue en este capítulo es para conocedores del Ayurveda. *Dosha* significa desequilibrio de per se, pero ese desequilibrio puede tener la toxina *ama* en todo el cuerpo (*sama* o *saama*, con *ama*) o aún localizada en los primeros estadíos (*nirama*, sin *ama*). Hasta los dos o tres primeros es *dosha nirama* (sin ama localizado), luego es *dosha ama* (con la toxina ya localizada en algún *subdosha* del organismo)

Samprapthi

Samprapthi es llamado a todo el proceso de la enfermedad que se desarrolla por niveles, esos seis niveles son llamados Shad *Kriya Kala* (**seis acciones en el tiempo**)
1. Acumulación o *Sanchaya*. Se acumula el *ama* o la toxina.
2. Exacerbación o *Prakopa*. Se incrementa el *dosha-ama*
3. Diseminación o *Prasara*. Se esparce
4. Localización o *Sthana-Samsraya*. Localiza en sitios débiles
5. Manifestación o *Vyakta*. Manifestación de la enfermedad
6. Especialización o *Bheda*. Daño anatómico, cronicidad.

Shad Kriya Kala, entonces, son los seis estadios de cambios mórbidos; los tres primeros son un aporte exclusivo de la medicina Ayurveda, son estadíos preclínico donde si bien existe el ama, este aún no disemino ni localizó en otras partes por eso se lo conoce como nirama (sin ama diseminada).

Algunos desequilibrios tridóshicos (llamados *sannypatika*)

Cáncer (*aburda*), anorexia (*aruchi*), Infarto (*hridaya samkoca*), pérdida del deseo de comida (arsdha), Sida (neo Ayurveda), hemorroides (*arsha*), psoriasis (*eka kustha* Vata-kapha sobre pitta), desmayos (*murccha o moha*).

Algunos desequilibrios fuerza Vata, (vatavyadhi o vataja)

- Sankocha: atrofia
- Parvastambha: paresia
- Asthibhang: fracturas
- Swara; asma (junto a Kapha)
- Antraja vriddhi: hérnia inguinal (Vata seca y desgarra las fibras Kapha)
- Anidrata: imsomnia
- Rajonasha: amenorrea
- Garbhanasha: muerte fetal
- Gatrasuptata: anestesia
- Akshi hundan: nistagmo
- Akshepa: convulsiones
- Ayas: fatiga
- Ajeerna: indigestión
- Amsashosha: hombro congelado
- Vatarakta: gota
- Pakshagata o pakshavadha: hemiplejías
- Vatakostha: retención de orina, constipación, arritmias, bloqueos
- Dandapatanaka: meningitis

- *Ardita shiravata*: parálisis facial
- *Hanugraha*: dislocación o luxación ATM, articulación témporo mandibular
- *Jivasthamba*; parálisis de la lengua
- *Gridhrasi*: ciática
- *Visvaci*: paralisis braquial
- *Kahnja*: cojo
- *Pangu*: lisiado
- *Kampavata*: actual Parkinson
- *Khalli*: calambres
- *Sandhisoola*: dolor articular
- *Januvata*: gonartrosis
- *Sramsa*: subluxación (vata kapha)
- *Sarvanga gata vata*: fibromialgia
- *Amavata*: enfermedades reumáticas.
- *Amavata jwara*: fiebre reumática
- *Sthamba*: paresia.
- *Visoochika*: colitis ulcerosa
- *Danta harsa*: dientes sensibles
- *Mutrakriccha*: disuria
- *Murchha*: desmayo
- *Apasmara*: epilepsia
- *Vatarakta*: gota
- *Anidra*: insomnio
- *Malavasthamba, koshtabadhata, anaha, vibandha*: constipación
- *Eka kushta o charmadala*: psoriasis (Vata-Kapha)
- *Rajayakshma*: TBC
- *Sarvangagata vata*: fibromialgias
- *Admana*: flatulencias
- *Katishula*: lumbalgias
- *Apasmara*: epilepsia
- *Sirasoola*: dolor de cabeza
- *Kubjatva*: cifosis
- *Hridava*: taquicardia
- *Manyasthambha*: tortícolis
- *Malavasthamba*: constipación
- *Bhrama*: vértigo

- *Klyaibya*: impotencia
- *Asweda*: anhidrosis, poco sudor
- *Nyuna raktachap*: baja presión
- Ushnavata: *gonorrea*

Además: Lesiones del Sistema Nervioso Central y Periférico, Esclerosis Lateral Amiotrófica, Esclerosis Múltiple, Alzheimer, Migrañas, Cólicos, Sjogren, Insomnio, Miedo, Stress, Angustia, Ciática, Genu Varo, Genu Valgo, Rigidez del muslo, Dolor del muslo, Paraplejia, Prolapso rectal, Tenesmo, Dolor en el escroto, Priapismo, Tensión en la ingle, Dolor alrededor de la pelvis, Aumento de la peristalsis, Cojera, Cifosis, Escoliosis, Enanismo, Artritis sacro ilíaca, Rigidez en la espalda, Dolor en el pecho, Calambres y dolores abdominales, Bradicardia, Taquicardia, Disminución de la excursión torácica, Dolor de punzante, Hipotrofia muscular, Rigidez del cuello, Tortícolis, Ronquera, Dolor en la articulación temporomandibular, Dolor en los labios, Dolor en los ojos, Dolor en los dientes, Diente flojo, Afasia, Hablar lento, Sabor astringente en la boca, Resequedad en la boca, Ageusia, Anosmia, Dolor de oídos, Tinitus, Resquebrajamiento de las uñas, Resquebrajamiento de los pies, Dolor en los pies, Pies deformes, Entumecimiento de los pies, Tobillo rígido, Calambre en la pantorrilla, Sordera, Pérdida de la audición, Ptosis, Entropión, Cataratas, Presión dolorosa en el ojo, Hundimiento del globo del ojo, Dolor temporal, Dolor frontal, ptosis palpebral, Miastenia Gravis, Dolor de cabeza, Caspa, Parálisis facial, Monoplejía, Cuadriplejia, Hemiplejía, Convulsión clónica, Convulsión tónica, exaltación, Temblor, Bostezo, Hipo, Astenia, Delirio, Resequedad, Dureza, Clonus, Corea, Atetosis, Parkinson.

Todos estos desequilibrios mejoran bajando a Vata, o sea atendiendo la posible constipación, hablar y quejarse menos, aceitarse, masajes, dieta acorde, aceites de primera presión en frío, regularidad en las actividades diarias, plantas acordes, ayunar de información (tv, pc, etc.).

Algunos desequilibrios fuerza Pitta (pittavyadhi pittaja)

- *Panduroga*: anemia
- *Raktapitta*: tendencia a hemorragias o sangrado, por ejemplo *nasagata raktapitta*: epistaxis
- *Kamala*: ictericia, hepatitis
- *Arsas*: hemorroides
- *Visarpa*: erisipela
- *Atipleeha*: esplenomegalia
- *Vidradhi*: abscesos
- *Dadru* o *Vicharchika*: eczema
- *Kotha* o *shita pitta*: urticaria
- *Raktameha*: hematuria
- *Asyapaka*: estomatitis (junto a Kapha)
- *Asyagandhita*: halitosis (mal aliento)
- *Vaivarnya*: decoloración
- *Vyangam*: desórdenes de pigmentación
- *Pipasa*: excesiva sed
- *Santap*: irritabilida
- *Kandu*: picazón
- *Twak vikar*: desequilibrios de la piel
- *Jwara*: fiebre
- *Annadravasoola parinamasoola*: úlcera péptica.
- *Unmada*: esquizofrenia
- *Krostukasirsha*: artritis infecciosa (gonococo, brusela, estafilo)
- *Yakrit vriddhi*: cirrosis
- *Rohini*: difteria
- *Kashtartava*: dismenorrea
- *Visarpa*: erisipela
- *Amlapitta*: gastritis
- *Raktavata*: HTA (hipertensión arterial)
- *Raktapradara*: metrorragia
- *Atisara*: diarrea
- *Netrabhisandya*: conjuntivitis
- *Khalitya*: alopecía
- *Svitra*: leucodermia

- *Kacchu*: sarna
- *Atisweda*: hiperhidrosis
- *Dristi dosha*: miopía
- *Upadamsha*: enfermedades venéreas
- *Firanga*: sífilis

Además: Calor abrasador, Gastritis, Úlceras, Reflujo y eructo ácido, Sensación de quemazón en el pecho, Sensación de fuego en el cuerpo, Sensación de fuego en los hombros, Temperatura alta, Sudoración excesiva, Mal olor en el cuerpo, Resquebrajamiento doloroso del cuerpo, Retardo en el flujo sanguíneo, Músculo fatigado, Sensación de quemazón en la piel, Picazón en la piel, Urticaria, Vesícula roja, Tendencia al sangrado, Nevus azul, Herpes genital, Sabor amargo, Olor de sangre que sale de la boca, Mal olor en la boca, Sed excesiva, Insatisfacción, Estomatitis, Faringitis, Conjuntivitis, Proctitis, Inflamación del pene, Hemorragia, Desmayo, Coloración amarillo verdoso en los ojos, la orina y las heces. Ulcera duodenal. Problemas oculares, hepáticos y biliares.

Todos estos calman enfriando, relajando. Pitta piensa mucho y muy caliente. Vata también piensa mucho pero en frío, se olvida, no es profundo. Kapha es el más metódico, piensa también, pero sobre una base de relax.

Pitta debe responder al día siguiente y siempre pensar que el otro tiene razón (así enfría de entrada, digamos)

Algunos desequilibrios fuerza Kapha (*kaphavyadhi o kaphaja*)

- *Ajeerna*: indigestión
- *Medoroga* o *atisthoulya*: obesidad
- *Madhumeha*: DBT
- *Avasada*, *chittavasada*: depresión
- *Nakseer*: rinorrea
- *Chardi*: vómitos (junto a Udana Vata)
- *Kasa*: tos (junto a Udana Vata)
- *Swasroga*: asma (junto a Prana y Udana Vata)

- *Pinasa*: sinusitis
- *Galaganda*: Bocio
- *Kashaya*, *sanga* o *sangana*: apego
- *Timira*: cataratas
- *Mastishka shoth*: meningitis
- *Tundikeri*: tonsilitis
- *Mukhapaka*: estomatitis
- *Eka kushta*: psoriasis (desequilibrio Vata-Kapha)
- *Mutrasmari*: cálculos renales
- *Shotha*: edema
- *Asthila*, *mutraghata*: agrandamiento de próstata
- *Arumsika*: forúnculos
- *Mamsavasa*: excesiva grasa intramuscular
- *Jala sirsaka*: hidrocefalia
- *Udara*: ascitis
- *Yakritvriddhi*: hepatomegalia
- *Pleehavriddhi*: esplenomegalia
- *Vandhyatva*: esterilidad

Además: Alergia, somnolencia, Sueño excesivo, Timidez, Pesadez, Pereza, Salivación, Excesiva producción de mucus, Exceso de excreción del cuerpo, Pérdida de energía, Indigestión, Mucus alrededor del corazón, Mucus en la garganta, Arterosclerosis, Disminución de la capacidad digestiva, Urticaria, Palidez, Depresión, Colesterol, Síndrome de Pickwick, Tumores, Quistes, Alergias.

Kapha calma aligerando, ayunando, dieta con picantes, ejercicios, bajando el apego, aceptando, etc. (por supuesto acorde a cada desequilibrio y biotipo).

Kapha debe soltar y cambiar

Sobre el tratamiento

Una herramienta que el Ayurveda utiliza primero, es el conocimiento de uno mismo y el manejo mental posterior; luego lo complementa con la purificación, alimentación, la fitoterapia, la meditación, la corrección de los estilos de vida, el masaje, la terapia del sudor, el ayuno, la utilización de técnicas respiratorias, ejercicio físico, etc.

Recordemos que para el Ayurveda todo lo demasiado, por más que sea bueno, se transforma en *ama*. Las almendras y la miel son *sáttvicas*, buenísimas, ahora comemos un kilo por día de ambas y salimos rodando...

Charaka, vimos, menciona la alimentación o dieta (*ahara*), el estilo de vida (*vihara*) y las sustancias a utilizar para el tratamiento (*aushadhi*) como los tres pilares de la salud. El Ayurveda entiende al cuerpo físico como el resultado directo de la dieta *ahara*. *Vihara* es el estilo de vida, el comportamiento como, por ejemplo, las rutinas de vida acordes al clima, la edad, la situación, etcétera. *Aushadhi* es el nombre en general de todo lo que sea o sirva como terapia (plantas, minerales, metales).

Las técnicas de tratamiento son pares de opuestos:

1. *Langhana* o reducción, para casos de obesidad, congestión, *ama*. Incluye *shamana* (ayuno, sudor), y *shodhana* (purificación, *panchakarma*).

2. *Brimhana* o tonificación (aceites, *rasayana*, dieta) para emaciación, débiles, desequilibrios Vata.

3. *Rukshana* o terapia seca (polvos, arena caliente, para desequilibrios Kapha, obesos, edematosos, congestivos).

4. *Snehana* o terapia de aceites, ghee, masajes (ideal para Vata y desequilibrios Vata como reuma, parálisis, contracturas).

5. *Swedana* o terapia del sudor (ideal para Kapha y Vata, vapores, baños termales secos o húmedos).

6. *Stambhana* o "frenar" (terapia astringente para desequilibrios Pitta como diarrea, hiperhidrosis, transpiración profusa).

El dolor avisa que algo anda mal, la solución no es taparlo. Un ejemplo es si vamos manejando en el auto y se prende la luz de falta de nafta, la solución no es romper o tapar la luz así la luz de alarma no se ve, pues no vamos a andar mucho más. Los analgésicos hacen eso; los antibióticos destruyen nuestra flora bacteriana normal debilitando nuestra principal barrera inmunitaria (como decía Pasteur: "El germen no es nada, el huésped es todo").

El proceso de curación gradual o *shamana* se aplica para neutralizar las toxinas, encendiendo *agni* y estimulando la digestión a través de ayunos y tomando infusiones y decocciones de hierbas y plantas con *rasas* específicas y dirigidas a desactivar o activar *doshas* muy acumuladas o debilitadas por el proceso de la afección, conjuntamente con una dieta bien regulada y nutritiva, y ejercicios, baños, exposición al aire fresco y rutinas para neutralizar los factores agresivos que afectan al cuerpo.

"*Parinam tastvahaa aharasara gunah hasargunvhava mathyante*": El cuerpo físico es el resultado directo de *ahara rasa* (la dieta). *Ahara* es el nombre ayurvédico para la alimentación y *pathya* (o *pathyapathya*: qué hacer, qué no hacer), para la correcta dieta y estilo de vida acorde. Es muy importante la alimentación en todo sentido para el Ayurveda, a tal punto que la mayoría de las enfermedades están relacionadas con ella (en conjunto con la mente). La cocina es la farmacia doméstica.

Vihara es estilo de vida, el comportamiento, como por ejemplo en las rutinas de vida o *trikalacharya* (ver luego), y *sadvritta* es el comportamiento balanceado, inteligente. La alimentación y los estilos de vida son preventivos por naturaleza aunque claro, también utilizados en *Aushadhi*, el tratamiento del desequilibrio. *Aushadhi* es el nombre en general de todo lo que sea o sirva como terapia, plantas, piedras, mantras, masajes, etc

En principio el tratamiento es aplicar terapia opuesta al desequilibrio (*samanya vaishesha*, lo similar incrementa lo similar), así si encontramos un desequilibrio Vata (constipación, insomnio, reuma, etc) Ayurveda entiende que ese desequilibrio será seco, liviano, frío, móvil, áspero, duro y todas las cualidades Vata, por ende su tratamiento será oleoso, pesado, caliente, sedoso, con movimientos suaves, etc. En este aspecto el Ayurveda es bien Alopática, o sea tratamiento por el contrario, aunque holística ya que contempla absolutamente todo.

A Vata se le puede dar picante para romper el *ama* pero moderadamente ya que este sabor seca, aunque disipa el frío de Vata. Las carminativas también son útiles pero con moderación ya que secan. Las plantas laxantes son de primera opción para el basti, el enema del *panchakarma* como tratamiento base de Vata. Primero eliminar, luego tonificar.

La correcta combinación de las plantas (*oshadhi samyoga*) es otra herramienta a utilizar, así a Vata se le puede dar por ejemplo picante con dulce. Para Pitta lo ideal es el amargo, ya que es frío y alterativo, purificador de la sangre y "lo que es amargo para la boca es dulce para el hígado". También le van bien a Pitta las terapias de sudor, purgantes y eventualmente astringentes (*stambhana*) o de frenado ya que a veces Pitta presenta excesivo sudor (hiperhidrosis) o diarreas. A Kapha le van bien casi todas las plantas ya que estas son por lo general picantes o amargas. La diuresis y el sudor son las principales terapia anti Kapha ya que este tiende a acumular agua y grasa. Otras plantas muy utilizadas para Kapha son las expectorantes, ya que el pulmón es un asiento de Kapha.

La aromaterapia es muy importante (utilizando aceites de buena calidad). La nariz y el cerebro se comunican, entre otras vías, por la lámina cribosa del etmoides y por el bulbo olfatorio, quien a la vez se comunica con la glándula pineal, la hipófisis y el tálamo, lo que genera que todo el cuerpo vibre simpáticamente. El aire inhalado antes de llegar al pulmón, ya excita y aviva el cerebro por esta vía, de ahí la importancia de la aromaterapia (nunca usar inciensos malos, químicos o baratos ya que van directamente al cerebro).

- Vata: fragancias dulces y cálidas: rosa, jazmín, sándalo, sésamo.
- Pitta: fragancias dulces y frías: coco, lavanda, violeta.
- Kapha: fragancias livianas, penetrantes y cálidas: musk, mirra, eucaliptos, cedar.

Pilares del tratamiento

1. Diagnóstico correcto. Primero no hacer daño (*primum non nocere*, Hipócrates). Si el diagnóstico está mal o incompleto, el tratamiento siempre estará mal.

2. Aceptación, manejo y comprensión mental de lo que pasa (si no, toda terapia es ineficaz).

3. No aumentar la toxina, el *ama*.

4. Eliminar el *ama* (ayuno, *panchakarma*, ejercicio, dietas).

5. *Ahara, Vihara, Aushadhi*: alimentación, estilo de vida y plantas o terapia acorde a calidad, cantidad, armonía y adecuación.

6. Atender *Trikalacharya* o las rutinas en el tiempo. *Rasayana* o rejuvenecimiento más prevención antes durante y después del tratamiento.

7. Plan viable, factible y realizable acorde al paciente y su situación corporal, mental, social y económica y sostenible en el tiempo. Ver la disposición mental del paciente para establecer el plan de tratamiento, que no lleve a frustraciones.

Además:

- Ver la condición general de la persona (débil, fuerte, viejo, joven).

- Pensar en la toxina o *ama* que el individuo tiene dentro.

- ¿Qué *doshas*, *dhatus*, esencias, *malas* y *srotas* compromete?

- El paciente necesita cambiar sin darse cuenta del cambio, que sea a nivel profundo más que una buena intención.

- Moderación es simplemente no hacer nada en exceso. Todo lo que sea en exceso es generador de toxina.

- Que el balance del desequilibrio no *desbalancee* al *dosha*

- La mejor terapia y prevención, es la educación: educar e informar al paciente

- Fomentar y enseñar las propiedades del intelecto: *enseñar en vez de medicar*

Antes de empezar un tratamiento, según Charaka, se debería empezar primero por no aumentar más la toxina, llamada *ama*, luego purificar (cuerpo y mente) y recién empezar con terapia. ¿Qué baja el colesterol?, ¿qué baja la presión?, ¿qué hay para los pulmones? La pregunta está equivocada, el diagnóstico de situación está equivocado, el primer paso es no aumentar el problema más (dejar de fumar, bajar dulces y quesos, dejar ese trabajo, esa relación, etc), y luego purificar, que significa eliminar la toxina generadora del desequilibrio, cuyo mejor complemento es hacer ejercicio.

Como regla general, luego de cambiar el hábito que produce el *ama*, se pasa a purificar y luego tonificar; por supuesto hay excepciones donde se impone tonificar antes que nada (anorexia, asténicos, caquécticos…, segun criterio médico)

Luego *ahara* es la dieta alimenticia a elegir, vihara son los estilos de vidas, las conductas en el tiempo (*trikalacharya*) y ushadi es el tratamiento (plantas, minerales, rituales, mantras, etc.). Los tres conforman el *pathyapathya* o camino a seguir (recordamos *qué hacer, qué no hacer*)

Como venimos viendo, para el Ayurveda nada es bueno o malo, todo depende. ¿La carne es buena o mala? Depende, a Vata en invierno es aconsejable ciertas carnes (no de vaca ni cerdo) ¿La sal es buena o mala? Depende, para Vata también es aconsejable más sal y más en verano ya que retiene líquido ¿El vino es bueno o malo? Depende, inclusive el Ayurveda usa vinos medicados (*aristhas*) ¿Y fumar? También depende: Ayurveda utiliza el fumar terapéutico (*dhamapana*); no tabaco pero sí muchas plantas, las cuales nombramos algunas en el capítulo de preparaciones. Todo depende: de la dosis, del *dosha*, del lugar, de la situación temporoespacial, de la resistencia del paciente, de la edad, del trabajo, del deporte, del ^, del estado emocional en ese momento, del clima, etc. Como todo se compone de los cinco elementos, todo cura y también todo puede desequilibrar.

Sobre el *pancha karma*, las cinco acciones de purificación

El solo hecho de aplicarse un enema o purga no termina de purificar al cuerpo físico. El *ama*, según el proceso mórbido de seis etapas la (*shad kriya kala*), se ha diseminado y localizado en otros sitios del que se está purificando. Los *dhatus* y otros *subdoshas* perpetúan el *ama* localizado en ellos. Es por eso que son importante las acciones previas al *panchakarma* (*purvakarma*) como masajes, terapia *marma*, terapias del sudor, dietas, etc para aflojar el *ama* diseminada y que vuelva a sitio de origen. Luego de la purificación del *panchakarma* viene el *paschatkarma* o las acciones posteriores de restablecimiento del fuego digestivo, fuerza, motilidad intestinal, etc. En total son 2 o 3 semanas de tratamiento como mínimo. El *panchakarma* también se utiliza como preventivo *Rasayana* y como tratamiento es muy útil para reuma, hemiplejías, parálisis, asma, problemas de piel, cervicalgias, dismenorreas, dolores de cabeza, insomnio e innumerables otros desequilibrios, ya que abarca los tres *doshas*.

El *panchakarma* es fuerza *shodhana*, evacuativa, purificadora, si no es factible de realizar *panchakarma* se utiliza el método de *Shamana*, paliativo. Si el paciente es relativamente fuerte y la enfermedad relativamente débil, lo indicado será la purificación activa mediante el conjunto de métodos conocido como *pancha karma*, cinco acciones: *vamana* o vómitos, *virechana* o purgas, *basti* o enemas, *rakta moksha* o sangrías, y *nasya* o instilaciones nasales.

1.*Vamana*, vómitos terapéuticos (fuerza *Langhana*)

Vómitos terapéuticos o *vegas*, indicados especialmente para desequilibrios Kapha: congestiones, sinusitis, edemas, obesidad, asma, resfríos recurrentes, aunque también Pitta (eczema, psoriasis, leucodermia). Es el más estresante de los *panchakarma*. Los *vegas* son sin esfuerzo ni nauseas o dolor, esos son los que se deben contar y deben ser entre 4 y 10 (*vaigiki shuddhi*), según los autores la cantidad que se vomita (*maniki shuddhi*) debe ser entre 640 y 1080 ml.

2.*Virechana*: purgas (fuerza *Langhana*)

Utilizado para desequilibrios de los tres *doshas*, aunque específicamente para Pitta: úlceras, gastritis, acné, hemorroides, problemas de piel, insolación. Se le da a beber al paciente hierbas purgantes especiales para su *Dosha*. En la India se utiliza *Triphala* (*tres frutos*: *haritaki*, *amalaki* y *Bibitaki*). Siempre con un buen *pashantkarma* (tratamiento posterior). También se utiliza *trikatu* (*tres pimientos:* jengibre, pimienta negra, pimienta de cayena) como *Pachana* y decocciones con aceite de Castor y pasas de uva o aceite de Ricino, Cáscara Sagrada, Cassia Angustifolia o Senna, Ruibarbo, Diente de León. Con estómago vacío, en horario Pitta (a partir de 10 hs am). Aproximadamente 20 deposiciones o *vegas* en 24 hs, dependiendo si fue indicado dosis moderada (*madhyama*, 25 ml). Dosis menor (*mridu*,15 ml) o mayor (*tikshana*, 40 ml), cambian la cantidad de deposiciones. La cantidad y dosis varían según los autores, al igual que algunas indicaciones y contra indicaciones.

3.*Basti* o *Vasti*: enemas (fuerza *Brimhana* y *Langhana*)

El *Basti* es la principal indicación de desequilibrios Vata, siendo la constipación, según el Ayurveda, el principal alimento del *ama* o las toxinas corporales que se manifiesta luego en muchas formas (artralgias, infecciones urinarias a repetición, congestión pulmonar, hemorroides, várices, úlceras, cáncer, reuma, etc). Son principalmente de dos tipos:

1) Anuvasan. Significa aquello que queda en el cuerpo por un tiempo. Es oleación que se administra muy lentamente, prácticamente gota a gota. 2 días previos al nirooha y 1 día después, va anuvasan..siempre termina con anuvasa. Nutre, y afloja el ama; fuerza Brimhana.

2) Nirooha. Significa lo que es eliminado. Su utilizan 400 ml. de decocciones. Se retiene el líquido en el colon por 48 minutos para permitir la absorción de los principios activos de las hierbas. Purifica, fuerza Langhana.

4.Rakta Moksha: sangrías, sanguijuelas (fuerza Langhana)

Eliminación de toxinas sanguíneas vía sanguínea. Por lo general más utilizado en problemas Pitta, como psoriasis y enfermedades de la sangre y piel. Los dos métodos más comunes son venopunturas (*Siravyadha*, hasta 540 ml) y sanguijuelas (*Jalauka*, entre 50 y 300 cc.). Las sanguijuelas tienen acción analgésica, antitrombótica y antiséptica. El Ayurveda la recomienda cuando las toxinas ya están circulando por la sangre y se sufre de erupciones en la piel, urticaria, seborrea, o si el hígado o el bazo están insuficientes o inflamados. Es más utilizado en desequilibrios Pitta, como psoriasis y enfermedades de la sangre y piel. Se trata el dhatu y a su través, el dosha. Puede no emplearse Poorvakarma (no aceites ni perfumes 24 hs antes). Por lo general carece de complicaciones

5.Nasya: instilaciones nasales (fuerza *Brimhana* y *Langhana*)

La acción de la administración de medicinas por vía nasal es conocida como *Nasya Karma*. Por lo general es el último de los procedimientos del *Panchakarma*. Se indica para desequilibrios del Sistema Nervioso, como así también en casos de hipertensión endocraneana, glaucomas, otitis, sinusitis, conjuntivitis, rinitis crónica y diversos desequilibrios pulmonares. No tiene un *dosha* preponderante (aunque Vata y Kapha son los que más lo utilizan) y se lo realiza con polvos (*dhamapana*) o jugos y aceites medicados (*navana*): el aceite de sésamo para Vata (*tila tail,* tridóshico), el de albahaca para Pitta y lino a Kapha. Muchas veces se utilizan combinados: *Vamana, Basti* y *Nasya, Virechana* y *Basti,* etc.

Capítulo VII
Acciones de las plantas

No existe planta sin acción alguna, todas producen algún efecto. Por ejemplo:

- Las plantas depurativas sanguíneas o alterativas (*rakta shodhana karma*) son la mayoría refrescantes, amargas, y disminuyen principalmente a Pitta.

- Las plantas carminativas (*vata anuloman*) alivian los gases intestinales movilizando el peristaltismo y/o aumentando el *agni*; ideales para Vata.

- Las diaforéticas (*swedana karma*) imprimen sudor, ideales para Kapha (el sudor es el desecho o *mala* de Kapha, regulado por Pitta).

- Las diuréticas (*mutrala karma*) favorecen la micción, bajan la presión arterial para Pitta (la orina es el deshecho o *mala* de *Pitta*, regulado por Kapha) y Kapha.

- Las expectorantes, demulcentes, (*kasa svasahara)* favorecen la eliminación de la flema (Kapha), beneficiosas para problemas respiratorios como resfriados, gripes, asma, bronquitis.

- Las emenagogas (*rakta bhisarana* o *artava karma*) ayudan a activar y regular la menstruación, incluyendo el síndrome pre menstrual.

- Las nervinas (*nidra karma*), relajantes, o antiespasmódicas, pueden ser a la vez estimulantes o sedantes del Sistema Nervioso, de uso en los 3 *doshas*.

- Las amalíticas (*dipana karma*), rompen o tiene tendencia a digerir el *ama*, son por lo general picantes y aumentan el *agni*.

- Las *pachana karma* rompen el *ama* sin aumentar el *agni* (son de *virya* frío).

- Las laxantes o purgas (*virechana karma*), son para el estreñimiento. La terapia de purgas es usada a nivel estomacal para desequilibrios Pitta (cuando Pitta está elevado o con mucha fiebre puede secar las heces) y laxantes colónicos parta desequilibrios Vata.

- Las plantas de rejuvenecimiento (*rasayana*), son *tridóshicas*, en especial de uso para Vata.

Vajikarna: la vitalidad y el sexo

Vajikarna es una de las disciplinas que se ocupa de la vitalidad, sexualidad, virilidad y del rejuvenecimiento de los hombres. *Vaja* se refiere al semen del caballo, *karana* es instrumento. Todo *vajikarana* es *rasayana* más no todo *rasayana* es *vajikarana*. *Vajikarana* aumenta la cantidad de esperma (*sukra sukrala*) como la miel, los espárragos, la leche. Favorece o aumenta la calidad de esperma (*sukra shoshaka*), como nueces y almendras; también la eyaculación (*sukra rechaka*), como los dátiles y la miel. Puede a la vez retardar (*sukra puraka*) la eyaculación, como la nuez moscada. En realidad, todo *Vajikarana* comienza con *Rasayana* (primero eliminar el *ama*, desintoxicar, rejuvenecer).

Los analgésicos y anti reumáticos (*amavata karma*) también son de indicación principal Vata. Las plantas astringentes (*stambhana karma*) son lo contario de las diaforéticas que imprimen sudor, estas frenan toda extravasación de líquidos; hay de tres tipos: las que detienen las hemorragias (*rakta stambhana*, como sello de oro, consuelda, cúrcuma, hibisco), las que detienen las excesivas secreciones corporales como diarrea (*mala stambhana*, consuelda, llantén, nuez moscada) y las que favorecen la cicatrización o vulnerarias (*ropana stambhana*, generalmente en forma de compresas o cataplasmas, como ser cúrcuma, consuelda, aloe vera, malvavisco)

Veamos una serie de cuadros con plantas, con su acción de impacto según el *virya* o fuerza térmica de impacto en el *dosha* y la función. Las mismas se preparan acorde, ya sea como té, infusión fría, TM, jugos, cataplasma, condimento, decocción, aceite, gritha (es el ghee con otras sustancias), pero siempre recordando que cada una se prepara de un modo especial y con indicaciones precisas; repetimos, esto es tan sólo a título informativo, no formativo.

Cuadro de plantas según el *Virya*

Fitoterapia Acción	Virya Frío (bueno para Pitta)	Virya Caliente (para Vata-Kapha)
Alterativas o purificadoras sanguíneas	Aloe Vera, bardana, diente de león, equinácea, sándalo, llantén, neem, índigo, alfalfa, caléndula, coriandro, azafrán, mora, bardana, ortiga, plantago, crisantemo, hamamelis, ruibarbo	Pimienta negra, ajo, canela, mirra, pimienta de cayena, cúrcuma (turmérico), jengibre, aralia, abedul, clavo de olor

Carminativas, digestivas, con impedimento en la formación de gases y su expulsión	Manzanilla, coriandro, comino, hinojo, menta, stevia, lima, limón	Asafétida, angélica albahaca, laurel, cálamo, clavo de olor, ajo, jengibre, nuez moscada, enebro, orégano, cúrcuma, valeriana, anís, canela, perejil
Diaforéticas o sudoríficas, drenantes	Bardana, manzanilla, coriandro, sauco, cola de caballo, marrubio, menta, cola de caballo, crisantemo	Angélica, albahaca, alcanfor, cardamomo, canela, clavo de olor, eucalipto, jengibre, enebro, abedul, alcanfor, pimientas, efedra
Diuréticas, por lo general bajan la presión arterial	Bardana, coriandro, maíz, diente de león, hinojo, abrojo, llantén, uva ursi, alfalfa, coco, bardana, cola de caballo, malvavisco, plantago, pasiflora (pasionaria), abrojo	Canela, pimienta de java, ajo, enebro, efedra, mostaza, perejil, zanahoria, orégano, semillas de zapallo, yerba mate
Emenagogas, regulan la menstruación	Cardo, manzanilla, crisantemo, prímula, rosa	Angélica, asafétida, canela, jengibre, mirra, poleo, cúrcuma, valeriana, muérdago
Expectorantes, demulcentes, para la tos, protectoras y balsámicas de la tos seca	Bambú, consuelda, lino, regaliz, culantrillo, helecho, malvavisco, olmo, cardamomo, malva	Eucalipto, cálamo aromático, cardamomo, canela, clavo de olor, jengibre, mostaza, cáscara de manzana, pimienta, ajo, cebollas, sésamo, almendras, lino, efedra, ginseng

Nervinas relajantes, o antiespasmódicas	Manzanilla, centella asiática, lúpulo, sándalo, pasionaria, jazmín, hinojo, lirio, abrojo	Asafétida, ajo, albahaca, alcanfor, eucalipto, mirra, valeriana, artemisa, muérdago, nuez moscada
Amalíticas, que rompen o con tendencia a digerir el *ama*	Hinojo, cardamomo, coriandro, regaliz, azafrán, manzanilla, comino	Jengibre, pimienta negra, pimienta de cayena, clavo de olor, canela, cúrcuma, hidrastis
Laxantes. Para el estreñimiento	Pasiflora, regaliz, hinojo, aloe vera, ghee, leche, comino, cáscara sagrada, ruibarbo, psyllium, manzanilla	Valeriana, clavo de olor, ajo, jengibre, cúrcuma, aceite de ricino, de bacalao, sal de sulfato de magnesio, lino
***Rasayana* o rejuvenecimiento**	Centella asiática, diente de león, neem, hinojo, equinácea, aloe vera, abrojo, loto, lirio, abrojo, espárrago, azafrán, regaliz	Albahaca, cálamo aromático, fenogreco, cúrcuma, salvia, árnica, cebolla, ajo, sésamo, muérdago, ginseng, orovale (*ashwagandha*), angélica, nuez moscada
Analgésicos, anti reumáticos	Manzanilla, hamamelis, sándalo, pasionaria, hinojo, regaliz	Angélica, cúrcuma, albahaca, asafétida, orovale, ajo, fenogreco, cannabis, harpagofito, ricino, árnica, boswelia, nuez moscada,

Cuadro ayurvédico
de algunas plantas occidentales

V (o P o K) - significa que reduce o calma a ese *dosha*.
V+ que lo aumenta.
V = que ni lo aumenta ni lo disminuye.

Planta. Nombre corriente	Sánscrito (algunas no están)	Rasa (gusto en boca)	Virya (energía en el estómago)	Vipaka (en sangre)	Función (entre muchas otras)	Dosha (baja - / sube + / neutro =)
Abrojo	Gokshura	Dulce amargo	Frío	Dulce	Diurético, digestivo, re-juvenecedor, afrodisíaco	VPK=
Agracejo	Daruharidra	Astringen-te, amargo, picante	Caliente	Picante	Alterativo, antipirético, bactericida	PK – V +
Albaha-ca	Tulsi	Picante	Caliente	Picante	Diaforético, antiespas-módico, bactericida	VK – P +
Alcanfor	Karpura	Astringen-te, amargo, picante	Caliente	Picante	Alterativo, antipirético, bactericida	K V – P+
Alfalfa		Astringente, dulce	Frío	Picante	Circulatorio, diurético, antipirético	PK – V +
Aloe Vera	Kumari	Astringen-te, dulce, picante	Frío	Dulce	Circulatorio, digestivo, Re-juvenecedor	VPK =

Planta. Nombre corriente	Sánscrito (algunas no están)	Rasa (gusto en boca)	Virya (energía en el estómago)	Vipaka (en sangre)	Función (entre muchas otras)	Dosha (baja - / sube + / neutro =)
Ajo	*Rashona*	Todos menos el ácido	Caliente	Picante	Reuma, colesterol, obesidad	VK- P+
Anís		Dulce picante	Caliente	Picante	Carminativa estimulante	VK- P+
Árnica		Picante	Caliente	Picante	Gingivitis, contusiones, catarro	VK- P+
Artemisa	*Nagadamani*	Amargo, picante	Caliente	Picante	Disme-norreas, metrorragias, ciática, epilepsia	VK - P+ en exceso
Asaféti-da	*Hing*	Amargo picante	Caliente	Picante	Carminativa digestiva emenagoga analgésica	VK- P+
Azafrán	*Nagakeshara, Saffron*	Dulce, Picante, Amargo	Frío	Dulce	Depurativa emenagoga carminativa	VPK =

Planta. Nombre corriente	Sánscrito (algunas no están)	Rasa (gusto en boca)	Virya (energía en el estómago)	Vipaka (en sangre)	Función (entre muchas otras)	Dosha (baja - / sube + / neutro =)
Bardana	Niu Bang	Amargo, Astringente, Picante	Caliente	Picante	Alterativo, Antipirético, Bactericida	PK – V +
Boldo					Infecciones urinarias, cálculos	PK – V+
Cálamo aromáti-co	Apamarg	Picante	Caliente	Picante	Expectorante, desconges-tivo estimu-lante	VK- P+
Cardamo-mo	Ela Cardamom	Dulce, Pican-te	Calienta lo frío, enfría lo caliente	picante	Carminativo, Antiespasmó-dica, expec-torante	VPK=
Cardo Mariano		astringente amargo	Frío	Picante	Hígado, Asma, He-morroides	V- PK+
Cedrón					Digestivo, tónico, analgésico	PK- V+

Planta. Nombre corriente	Sánscrito (algunas no están)	Rasa (gusto en boca)	Virya (energía en el estómago)	Vipaka (en sangre)	Función (entre muchas otras)	Dosha (baja - / sube + / neutro =)
Centella Asiática	Brahmi, Gotu Kola, Mandukaparni	Dulce, Amargo, Astringente	Frío	Dulce	Anticonvulsiva, analgésica, tónico cerebral	VPK=
Consuelda		Dulce, Astringente	Frío	Dulce	Reuma, Fracturas, Infecciones	VP K +
Coriandro	Dhanyaka	Picante, Amargo	Frío	Picante	Carminativo, Diurético	VPK =
Cúrcuma	Haridra	Picante, Amargo, Astringente	Caliente	Picante	Antioxidante, carminativa, cicatrizante	VPK = P en exceso
Diente de león		Amargo, Picante	Frío	Picante	Emenagogo	PK – V +
Enebro	Hapusha	Dulce amargo	Caliente	Picante	Reuma, Anemia, Cistitis	VK – P +
Eneldo	Sowa	Amargo, picante	Caliente	Picante	Reproductora nervina	VK- P+
Espino blanco		Ácido	Caliente	Ácido	Anemia, diurética, estreñimiento	V- PK+

Planta. Nombre corriente	Sánscrito (algunas no están)	Rasa (gusto en boca)	Virya (energía en el estómago)	Vipaka (en sangre)	Función (entre muchas otras)	Dosha (baja - / sube + / neutro =)
Equinácea		Amargo, Picante	Frío	Picante	Diaforético, Alterativo, Antibiótica	PK – V +
Eucalipto		Picante	Caliente	Picante	Estimulante, diaforética, descongestiva	VK - P +
Fenogreco	Methi	Dulce, Picante	Caliente	Dulce	Alterativo, Diurético, Afrodisíaco	VK- P=
Genciana	Kirata	Amargo	Frío	Picante	Alterativo, Digestivo	PK– V+
Ginseng	Ren shen	Picante, Amargo	Caliente	Dulce	Digestivo, Rejuvenecedor, Estimulante	VPK=
Girasol	Pushkaramula	Picante, Amargo	Caliente	Picante	Carminativo, Analgésico, Expectorante	VK- P+

Planta. Nombre corriente	Sánscrito (algunas no están)	Rasa (gusto en boca)	Virya (energía en el estómago)	Vipaka (en sangre)	Función (entre muchas otras)	Dosha (baja - / sube + / neutro =)
Gymnema	Gurmar	Amargo picante	Frío	Picante	Diabetes, diurética, baja colesterol	PK- V+
Hibisco	Japa	Dulce astringente	Frío	Dulce	Dismenorreas, menorragias, cistitis	PK- V+ en exceso
Hierba buena		Dulce	Fría	Picante	Diaforética, carminativa	VPK=
Hinojo	Shatapushpa	Dulce, Picante	Frío	Dulce	Carminativo, Diaforético, Digestivo	VPK=
Jengibre	Sunthi	Picante, Dulce	Caliente	Dulce	Carminativo, Estimulante, Digestivo	VK- P+
Laurel	Katphala	Picante, Astringente	Caliente	Picante	Aparato cardiorespiratorio, Diaforético	VK- P+

Planta. Nombre corriente	Sánscrito (algunas no están)	Rasa (gusto en boca)	Virya (energía en el estómago)	Vipaka (en sangre)	Función (entre muchas otras)	Dosha (baja - / sube + / neutro =)
Lino	*Uma*	Dulce astringente	Caliente	Picante	Laxante, Nutritivo	V- PK+
Llantén		Amargo astringente	Frío	Picante	Astringente, depurativa, diurética	V+P K-
Malva		Dulce	Fría	Dulce	Emoliente, Astringente, Demulcente	VP- K+
Malvavisco	*Khatmi*	Dulce	Frío	Dulce	Rejuvenecedora, expectorante	VP- K+
Manzanilla		Amargo, Picante	Frío	Picante	Caminativo, Emenagogo, Analgésico	PK- V+
Marrubio		Amargo, Picante	Frío	Picante	Expectorante, Antiespasmódica	PK- V+
Melisa		Dulce	Frío	Picante	Diaforética, Carminativa, Nervina	PK- V=

Planta. Nombre corriente	Sánscrito (algunas no están)	Rasa (gusto en boca)	Virya (energía en el estómago)	Vipaka (en sangre)	Función (entre muchas otras)	Dosha (baja - / sube + / neutro =)
Mirra	Bola	Amargo, Astringente	Caliente	Picante	Depurativa, Emenagoga, Expectorante	KV- P+
Muérdago	Viscum	Amargo, Dulce	Caliente	Picante	Nervina, Antiespasmódica, Emenagoga	VK- P+
Nuez moscada	Jatiphala	Picante, Astringente	Caliente	Picante	Reproductiva, Sedativa, Carminativa	VK- P+
Ojo de Buey	Kapikacchu	Dulce, Amargo	Caliente	Dulce	Reproductor, Parkinson, Asma	VK- P+
Orégano		Picante	Caliente	Picante	Carminativa, Estimulante, Diaforético	VK- P+
Orovale	Asvagandha	Amargo, Dulce	Caliente	Dulce	Rejuvenecedora, tónica, afrodisíaca, sedante	VK- P+

Planta. Nombre corriente	Sánscrito (algunas no están)	Rasa (gusto en boca)	Virya (energía en el estómago)	Vipaka (en sangre)	Función (entre muchas otras)	Dosha (baja - / sube + / neutro =)
Ortiga		Astringente	Frío	Picante	Asma, Eczemas, Anemia	PK- V+
Pasiflora		Amargo	Frío	Picante	Sedativa, Analgésica, Diurética	PK- V+
Perejil		Picante	Caliente	Picante	Carminativo, Emenagogo, Diurético	PK- V+
Pimienta larga	Pippali	Picate	Caliente	Picante dulce	Amalitica, Carminativa, Dipana	VK- P+
Poleo		Picante, Amargo	Caliente	Picante	Estimulante, emenagogo, analgésico	VK- P+ en exceso
Psyllium	Snigdhajira	Dulce	Frío	Dulce	Laxante, expectorante, antiinflamatoria	VP- K+

Planta. Nombre corriente	Sánscrito (algunas no están)	Rasa (gusto en boca)	Virya (energía en el estómago)	Vipaka (en sangre)	Función (entre muchas otras)	Dosha (baja - / sube + / neutro =)
Regaliz	Yasthi madhu	Dulce amargo	Frío	Dulce	Antiinflamatoria, Sedante, Laxante	VPK= K+ en exceso
Romero		Picante, Amargo	Caliente	Picante	Diaforético, Carminativo	VK- P+
Ruibarbo	Amla vetasa	Amargo	Frío	Picante	Purgante, antipirética, hemostática	PK- V+
Salvia		Amargo	Caliente	Picante	Diaforética, nervina, carminativa	VK- P+
Sello de oro		Amargo	Frío	Picante	Antibiótica, Antipirética, Depurativa	PK- V+
Sen	Raja vriksha	Amargo	Frío	Picante	Purgante, depurativa, antihelmíntica	PK- V+
Sésamo	Tila	Dulce	Caliente	Dulce	Rejuvenecedora, digestiva	V- PK+

Planta. Nombre corriente	Sánscrito (algunas no están)	Rasa (gusto en boca)	Virya (energía en el estómago)	Vipaka (en sangre)	Función (entre muchas otras)	Dosha (baja - / sube + / neutro =)
Tilo		Amargo	Caliente	Picante	Sedante, diaforético	VK- P+
Tomillo		Picante	Caliente	Picante	Carminativa, Garganta, Reuma	VK- P+
Uva ursi		Astringente	Frío	Picante	Antiséptico, urinario, anti-inflamatoria, diurético	KV+ en exceso
Valeria-na	Tagara	Amargo, picante	Caliente	Picante	Nervina, anti-espasmódica, carminativa	VK- P+
Zarzapa-rrilla	Dwipautra	Dulce, amar-go	Frío	Dulce	Depurativa, diurética, analgésica	VP- K=

Fitochismes III

Si bien cúrcuma y jengibre aparecen como calentantes, son *tridóshicos* (aunque moderación en Pitta). Para el estreñimiento lo mejor es hacer ayuno, ejercicio y modificar la dieta. De utilizar laxativas (última opción), precaución con las más catárticas como ser cáscara sagrada, sen o aloe vera, entre otras. El sabor indica la acción de la planta (y del alimento). Las plantas amargas por lo general, son hepatoprotectoras (*lo que es amargo para la boca es dulce para el hígado*) Las hierbas en su uso prolongado tienden a agravar el *dosha* de su *Vipaka*. La mayoría de las especias son buenas para Vata (no las muy calentantes o muy picantes), regulan su apetito y ayudan a su digestión. Los Vata son los que más sal necesitan, y la mejor es la sal de roca. Las frutas tienen un alto componente de espacio por lo que una dieta con exceso de espacio puede aumentar la inestabilidad, falta de voluntad o falta de concentración (todo vatiforme). Los champignones son diuréticos y secan por lo que pueden agravar a Vata. Los frutos secos (dehiscentes e indehiscentes) suelen ser aceitosos y calientes, aumenta Pitta, tanto más si están salados y tostados. En exceso aumentan Vata por ser flatulentos y secos. Los aceites, a menos que sean presión en frío, aumentan Pitta. El mejor tratamiento es no usar medicamentos, y no formar *ama* es más importante que purificar. Para *agni* o fuego digestivo alto: aloe, agracejo y genciana, *shatavari*, malvavisco, *Shanka bhasma* o cenizas de concha de caracola

Para agni variable, jengibre, sal de roca, asafétida. Para agni bajo trikatu, tres pimientas: jengibre, pimienta y pimienta negra (*Piper longum, Piper nigrum y Zingiber officinale*). Para *agni* balanceado (mantenimiento), cardamomo, cúrcuma, hinojo.

	Vata	Pitta	Kapha
Para la digestión	Ajo, jengibre, sal de roca, asafétida, hinojo, cardamomo, canela, coriandro	Aloe, genciana agracejo, hinojo, cardamomo, regaliz, cúrcuma	Trikatu: pimienta negra, pimienta larga, jengibre
Para la eliminación	Lino, zaragatona, aceite de ricino, psyllium	Aloe, ruibarbo, ghee, leche, zaragatona	Aloe, ruibarbo, sen, cáscara sagrada, albahaca, cayena
Para la energía	Ajo, orovale, ginseng, consuelda, malvavisco	Hinojo, espárrago regaliz, aloe vera, diente de león, azafrán	Ajo, cebolla, jengibre, azafrán, raíz de helenio, gel de aloe
Para la mente	Cálamo aromático, Mirobálano, nuez moscada, asafétida, valeriana, albahaca.	Centella asiática, sándalo, rosa, semillas de loto, pasiflora, crisantemo, hibisco	Cálamo aromático, Centella Asiática, , albahaca, salvia.

Ayurveda reconoce a las tres raíces de oro como *triyajhad*: ellas son el jengibre, el ajo y la cebolla. Entre sus múltiples funciones, el ajo tiene propiedades tonificantes, es estimulante digestivo y se cree aumenta la virilidad, la cebolla purifica la sangre y estimula la producción de semen en los hombres; por su parte el jengibre alimenta el sistema nervioso, depura la sangre y es un estimulante digestivo, ver luego sus descripciones.

Capítulo VIII
Las plantas medicinales

Ya conocimos nuestro *dosha*, ubicamos el desequilibrio, (atender el desequilibrio sin perjudicar al propio *dosha*) y estudiamos la planta según la energía enfriante o calentante para cada desequilibrio y *dosha*. A continuación veremos, entonces, un glosario de las plantas más utilizadas, con su nombre científico, sus características, particularidades, indicaciones, contraindicaciones, efectos adversos (muy importante), dosis y misceláneas (más fitochismes).

Abedul (Betula pendula)

Las especies del árbol de abedul son comunes en las áreas templadas de Norteamérica, Europa y Asia. El polen de este árbol es uno de los alérgenos más comunes en áreas donde es frecuente la exposición a altos niveles de su polen. Este alérgeno puede causar dermatitis atópica, urticaria al contacto, eczema atópico, asma, conjuntivitis alérgica, enrojecimiento del ojo, picor oral-faríngeo o rino conjuntivitis. En una investigación se demuestra que el ungüento de corteza del abedul puede ser beneficioso contra la queratosis actínica (afección precancerosa con parches gruesos y escamosos de la piel).

Parte utilizada

Hojas secas, savia, corteza, brotes (yemas)

Principios activos

- Flavonoides (derivados de la quercetina)

- Taninos

- Saponinas

- Aceite esencial (rico en salicilato de metilo)

- Acido betulínico (en la corteza)

Propiedades

Diurético (sin irritar los riñones), desinfectante suave de las vías urinarias, "depurativo" (savia de abedul), antiinflamatorio, antioxidante, colerético (brotes de abedul), ácido betulínico antitumoral (cáncer de piel).

Indicado

Infecciones urinarias, cistitis, para prevenir los cálculos urinarios y renales, gota, edema, reumatismo (sobre todo en uso externo), trastornos del hígado (brotes).

Posología

- Infusión al 4%: infundir durante 10 minutos, 2 o 3 tazas/día. Agregar bicarbonato de sodio (1 g/l) aumenta la acción diurética.

- Extracto fluido (1 g = XLII gotas): 3 a 5 g/día, repartidos en 2 o 3 tomas.

- Extracto seco (5:1): 600 a 1.500 g/día, repartidos en 2 o 3 tomas.

- Uso tópico: linimentos, ungüentos, bálsamos.

Efecto adverso

El aceite esencial de abedul es muy tóxico por su alto contenido en salicilato de metilo, tanto por vía interna como externa. La intoxicación causa náuseas, vómitos, edema pulmonar y convulsiones.

Abrojo (Tríbulus terrestres)

Originario de Bulgaria, su nombre en latín significa "espinoso". Se usa desde hace siglos en Europa para incrementar la libido, mejorar la impotencia y aumentar la fertilidad.

Parte utilizada

Raíz y fruto

Principios activos

Fitoesteroides, flavonoides, alcaloides, saponinas esteroidales (protodioscina)

Propiedades

Aumenta la libido, mejora la impotencia, incrementa la testosterona. Tratamiento de las litiasis urinarias (especialmente en caso de cólicos nefríticos) y de la hipertensión arterial. Tópicamente: heridas, eczemas, estomatitis, faringitis y parodontopatías.

Posología

- Extracto seco: 300 mg 2 veces al día.

- Infusión: una cucharadita de café por taza. 2 o 3 tazas al día

- Extracto fluido (1:1): 10 gotas, 1 a 3 veces al día.

- Tintura (1:10): 20-30 gotas, 3 veces al día.

- Tópicamente: decocción en forma de lavados, compresas o fricciones.

Indicaciones

Disfunción eréctil, impotencia, Analgésico, espasmolítico, diurético azotúrico y uricosúrico y, por vía tópica, astringente (hemostático local, cicatrizante).

Efectos adversos

Posibles náuseas o malestar gástrico.

Contraindicaciones

Embarazo, lactancia, adenomas de próstata.

Ajenjo ver Artemisa

Ajo (Allium sativum)

Originario del centro y sur de Asia. El ajo se usó desde muy antiguo, ya los egipcios en la época de las pirámides lo utilizaban para mantener sanos y fuertes a los obreros, en la Biblia también se lo menciona y en la Primera Guerra Mundial era el antibiótico por excelencia. Más allá de que se lo conoce como alimento desde tiempos remotos. Podemos decir con certeza que es un verdadero farmacoalimento o un alimento funcional. Ajo (*rasuna* en sánscrito) es caliente y picante, penetrante, cordial, ayuda a crecer el pelo, afrodisíaco, digestivo, corrige el vitiligo, problemas de piel, piles (hemorroides), desórdenes urinarios, pacifica al bilis pues es dulce, para el hipo, catarro, tos. Es *rasayana*, rejuvenecedor. Se lo recomienda en invierno, hace transpirar eliminando toxinas. Debido a que regula el Kapha es una bendición para enfermedades como el colesterol alto (hiperlipidemia), e incluso limpia las toxinas dentro del cuerpo. El ajo aumenta Pitta y su antídoto es coco rallado y limón. Con Vata, moderado. Ayurveda reconoce a las tres raíces de oro como *triyajhad*: ellas son el ajo, la cebolla y el jengibre.

Principio activo

El ajo es abundante en fructosanas (hasta un 75%) a la que se debe su acción diurética. Su aceite esencial (0,2-0,3%) produce un efecto vasodilatador periférico, antihipertensivo, hipolipemiante (inhibe la síntesis de colesterol y triglicéridos). Este aceite esta constituido por garlicina, aliína o sulfóxido de alilcisteína (1%), que es hidrolizada por la aliinasa produciendo alicina (responsable del olor característico del ajo), que se transforma rápidamente en disulfuro de alilo. En el ajo también se encuentran pequeñas cantidades de vitaminas (A, B1, B2, B6, C y E), adenosina y sales minerales (hierro, sílice, azufre, yodo, cromo, selenio). También contiene mucílagos. La acción principal del ajo se debe a la alicina.

Posología

- Ajo crudo (*ajo cocido ajo perdido, dice el dicho*): La dosis diaria recomendable sería un diente de ajo al día, pero en casos de dolencias graves, como reumatismo, debe tomarse varios. Siempre tiene mucho más poder curativo en estado natural que en forma de cápsulas. Una forma de tomarlo, si sienta mal o se repite, es cortándolo en trocitos, echándolo con un poco de agua en un vaso y bebiéndolo como si fuera una pastilla, sin masticar.

- Polvo: 1 - 3 g/día, en cápsulas de 300 - 500 mg.

- Extracto fluido (1:1): 30 a 50 gotas, con un poco de agua, de 1 a 3 veces al día.

- Tintura (1:5): 50 a 100 gotas, 2 o 3 veces al día. Tintura tradicional: Macerar, durante 7 días, al abrigo de la luz y en refrigeración, 25 g de dientes frescos en 60 ml de ron o solución hidroalcohólica (40%). Conservar en frío. Aplicar directamente la tintura en la zona afectada 2 veces al día.

- Extracto seco (5:1): 100 a 200 mg, 1- 3 veces al día.

- Óvulos vaginales (para el tratamiento de candidiasis vaginales): 500 mg de extracto seco/óvulo. Un óvulo cada noche (Peris, 1995).

- Dosis recomendada por la E.S.C.O.P.: -Profilaxis de la arteriosclerosis (adultos): 6-10 mg de alicina al día (aprox. 3-5 mg de alicina, equivalente a un diente de ajo o a 0,5-1 g de polvo de ajo). -Afecciones respiratorias: 2-4 g de polvo o 2-4 ml de tintura 1:5, 3 veces al día.

Indicaciones

El ajo posee multitud de propiedades medicinales reconocidas, entre las que destacan:

- Es un excelente depurador de sustancias tóxicas y por eso debemos tomarlo siempre que nos hayamos intoxicado, por ejemplo con mariscos o pescado.

- Disminuye notablemente los niveles de grasas como el colesterol, los triglicéridos y el ácido úrico.

- Hace la sangre más fluida, con lo cual previene la formación de trombos y coágulos. Inhibe en la sangre el crecimiento y desarrollo de bacterias peligrosas como la de la meningitis, tifus, difteria, neumonías y las responsables de diferentes abscesos.

- Actúa favoreciendo la disminución de glucosa en la sangre por lo que conviene a los diabéticos.

- Regula la tensión arterial, sobre todo cuando está alta, debido a que produce vaso dilatación. Disminuye el número de latidos cardiacos, de ahí que sea muy útil para prevenir y curar anginas e infartos.

- Previene la arteriosclerosis con la formación de placas en las arterias.

- En artrosis, osteoporosis, reumatismo, al favorecer la eliminación de residuos tóxicos de las articulaciones y aumentar la microcirculación, con el consiguiente aumento de nutrientes y minerales al hueso.

- Es un antibiótico potente, elimina las bacterias perjudiciales y respeta la flora bacteriana (bacterias intestinales buenas).

- Elimina los gases intestinales y las putrefacciones. Favorece las digestiones al ayudar a las segregaciones salivares y gástricas. Previene y cura la apendicitis. Mata toda clase de parásitos intestinales, tipo larvas y lombrices.

- Corta la diarrea y es laxante en el caso de estreñimiento. Aumenta la secreción biliar y estimula su expulsión desde la vesícula al tubo digestivo.

- En la mujer, regula la regla, la favorece y la hace más abundante. No usarlo si hay cualquier hemorragia o exceso de sangrado.

- Desinfecta garganta, faringe, bronquios. Útil en resfriados, bronquitis, neumonías. Expectorante y descongestionante. Bueno en el asma. Sirve para limpiar los efectos del tabaco a nivel pulmonar.

- Cicatriza heridas que no cierran. Se fríen ajos en aceite de coco y se echan a la herida. Aplicado externamente quita las verrugas. Útil en el herpes y en los hongos externos e internos.

- Aumenta el funcionamiento de la glándula tiroides, por lo cual está indicado en la obesidad y el hipertiroidismo.

- Estimula la liberación a la sangre de la insulina por parte del páncreas, por lo que ayuda en la diabetes a regular los niveles de glucosa.

- Favorece la secreción de corticoides internos por las glándulas suprarrenales, de ahí la clave de todas sus propiedades, pues ya se sabe que la medicina utiliza los corticoides en procesos alérgicos, problemas pulmonares, reumatismos.

- Fortifica las defensas frente a cualquier clase de infección (bacterias, virus, hongos, parásitos). En la peste de Tolouse en 1620 cuatro ladrones usaron el ajo para saquear las casas en las que estaban los que habían muerto por esa enfermedad, después confesarón su secreto.

Contraindicaciones

No se aconseja el consumo del ajo en las siguientes condiciones o trastornos:

- Problemas de sangrado.

- Problemas de coagulación sanguínea.

- Consumo de determinados medicamentos: anticoagulantes, para el corazón y determinados medicamentos anticonceptivos.

- Diabetes.

- Hipertiroidismo: por su elevado contenido en yodo.

- Embarazo y lactancia materna.

No hay duda de que el ajo es un alimento con sabor fuerte, que a algunas personas sensibles, con estómago delicado les puede sentar mal, ya que a su sistema digestivo les es difícil digerirlo correctamente. Por ello, puede ser habitual que el consumo de ajo cause acidez estomacal, vómitos o diarrea.

Albahaca (Ocimum basilicum L)

Planta herbácea, anual, hasta de 50cm de altura, muy aromática. Tallo anguloso, muy ramificado. Hojas opuestas, pecioladas, aovadas, puntiagudas, anchas, de un color verde intenso, con glándulas de aceite. Flores blancas o rosadas. Semillas café oscuro o negras, oblongas, oleosas. Florece en verano, época en que se colectan las partes útiles de esta planta. Su nombre deriva del griego *basilikos* qué significa "planta real", nombre dado por su bondad como hierba aromática. Es una planta anual herbácea que presenta los tallos erguidos, que pueden alcanzar una altura de 60 cm. La albahaca, conocida en todo el mundo, es una planta originaria de Asia tropical que, a través del Oriente Medio, se ha difundido en Europa, en particular en Italia y en el sur de Francia y, desde estos países, a toda Europa. En América empezó a difundirse con los primeros viajes porque, sabiéndose una planta medicinal, siempre acompañó a los viajeros. En India, la albahaca es poco usada en la cocina y se cultiva un tipo particular, llamado *Tulsi* o *Tulasi* (que es el *Ocimum sanctum*, es decir, "albahaca santa"), que quiere decir "incomparable", a la que los hindúes le tienen mucho respeto. Es considerada una planta sagrada en la que se identifica a Lakshmi, novia de Vishnù, diosa de la belleza y armonía que es invocada para proteger el cuerpo pero, sobre todo, para conceder hijos a quienes los desean. Por otra parte, se cree que abre las puertas de los cielos y por este motivo a una persona moribunda se le pone una hoja de albahaca sobre el pecho, y después de su muerte, se le lava la cabeza con agua que contenga semillas de lino y albahaca. Es muy utilizada en la medicina ayurveda como un elixir de larga vida y utilizada para numerosas patologías.

Parte utilizada

Hojas, sumidades floridas

Principios activos

Su esencia contiene estragol, linalol, lineol y alcanfor. Sus hojas también tienen tanino.

Propiedades

Tónica y antiespasmódica gástrica, carminativa y antiséptica intestinal.

Indicaciones

En infusiones, contra la neurosis gástrica y los espasmos. También se utiliza en gargarismos desinfectantes y antiinflamatorios y para friccionar el cuero cabelludo contra la caída del cabello. Es dietética, como condimento para aromatizar salsas, guisos, asados, etc.

Posología

Para resfriados, gripes, contra la depresión, el agotamiento, el insomnio, los problemas digestivos y dispepsias nerviosas e incluso como carminativa. En infusiones, colocar un litro de agua a punto de hervir en 10g. de partes, tallos y hojas, se deja reposar tapado 5 minutos y se filtra, se le puede agregar una cucharada de miel. Se debe beber 1 taza diaria durante dos semanas, dejar pasar una semana y repetir, así durante tres meses.

Contraindicaciones

La albahaca es una hierba segura, sobre la que no se han descrito contraindicaciones, salvo en aquellas situaciones en que la persona es sensible o alérgica a su composición. No obstante, el consumo de aceite esencial de albahaca no se aconseja en caso de:

- Embarazo y lactancia.

- Úlceras gastroduodenales.

- Síndrome del colon irritable.

- Colitis ulcerosa.

- Enfermedad de Crohn.

- Hepatopatías.

- Epilepsia.

- Enfermedad de Parkinson.

- Gastritis.

Alfalfa (Medicago sativa)

La Alfalfa alcanza hasta 1 m. Posee hojas dentadas en su parte final, flores color azul en racimos, fruto en forma de legumbre pequeña y enrollada en espiral. Esta planta se extiende por todo el mundo y es particularmente cultivada en zonas templadas. La alfalfa, como leguminosa que es, tiene una larga historia de uso medicinal y en la alimentación. Un número pequeño de estudios en humanos y en animales reportan que los suplementos de alfalfa pueden reducir los niveles de colesterol y glucosa.

Parte utilizada

Sumidades aéreas.

Principios activos

Saponósidos. Fitosteroles. Derivados cumarínicos: cumestrol, medicagel, sativol, trifoliol, lucernol, dafnoretina. Flavonas e isoflavonas: genisteína, biocanina A, formononenina. Sales minerales: calcio, fosforo, hierro, zinc, cobre, selenio y sílice. Carotenoides y clorofila. Ácidos orgánicos: málico, oxálico, malónico, málico, quínico. Proteínas (20 %). Vitaminas A, BI, B6, B1Z, C, E y K.

Propiedades

Estrogénica (derivados cumarínicos, especialmente el cumestrol, de estructura similar al estradiol). Antihemorrágica (vitamina K). Vitamínica K, A, E. Hipolipemiante, impide la absorción y facilita la excreción del colesterol, ya que forma complejos no digeribles a nivel intestinal. Remineralizante.

Indicaciones

Menopausia, avitaminosis (A,K y E), púrpura trombocitopénica, hemorragias, anemias, hipercolesterolemia e hipertrigliceridemia, arteriosclerosis, osteoporosis.

Posología

Infusión al 5 a 10%, 2 a 3 tazas/día.
Extracto fluido: 5-8 g/día, repartidos en 2-3 tomas.
Extracto seco (4:1): 1-2 g/día repartido en 2-3 tomas.

Contraindicaciones

Hemorragias, tumores hormono dependientes.

Almendra (Prunus amygdalus)

Árbol de hoja caduca de tamaño mediano de ramas rectas y hojas simples, lanceoladas. Flores color blanco rosáceo, se presentan solas o en parejas. El fruto es una drupa carnosa y el cuesco es la almendra. Existen dos variedades las almendras, dulces y las amargas. Planta originaria de las zonas montañosas de Asia Occidental y Central. Hoy en día todavía se encuentran muchas poblaciones espontáneas en las montañas que se extienden desde Tian Chan al Kurdistán, a través de Turquestán, Afganistán e Irán. Existen varias teorías sobre el origen del almendro cultivado, aunque la más aceptada, según Vavilov, es que es un híbrido entre dos especies silvestres. Para el Ayurveda, junto a la miel, es uno de los alimentos más *sáttvicos*.

Parte utilizada

Almendra y su aceite.

Principios activos

* Almendras dulces: Aceite (50%) Proteínas (20%). Mucílago. Enzima: emulsina. Esteroles: sitosterol, citrostadienol.

* Almendras amargas (además de los anteriores componentes): Glucósido cianogenético: amigdalósido (2-4%)

Propiedades

• Almendras dulces (aceite): Emoliente. Laxante suave.

• Almendras amargas (agua destilada de almendras amargas):

• Sedante del sistema respiratorio y del centro de la tos.

• Espasmolítica en digestivas y respiratorias.

• Anti-eczematosa, anti-dermatítica, anti-pruriginosa, por vía tópica.

Indicaciones

Aceite de almendras dulces: piel seca, ictiosis, psoriasis, eczemas secos, estreñimiento. Agua destilada de almendras amargas: tos irritativa, espasmódica o quintosa, laringoespasmo, espasmos digestivos. Tópicamente: dermatitis, eczemas, síndromes pruriginoso

Posología

Almendras dulces: Aceite de almendras dulces, 30 ml en ayunas, como laxante. Aplicación tópica en dermatología.
Almendras amargas:
Agua destilada (1/000 de CNH): 20-40 gotas/dosis, 2-4 veces/día. Dosis máxima 2 g/dosis y 10 g/día, repartidos en varias tomas.
Extracto fluido (1 g = XL gotas) 1-2 g/ dosis, 2-3 veces/día.
Agua destilada para uso tópico, en pomadas y cremas al 25%.

Efecto adverso

Las almendras amargas en dosis mayores, son tóxicas, ya que deprimen el sistema respiratorio, provocando asfixia, convulsiones, hipotermia, pérdida de conciencia y muerte. Cada almendra amarga contiene aproximadamente 1 mg de CNH.

Contraindicaciones

Embarazo, lactancia (almendras amargas). Diabetes, por su alto contenido de sacarosa (almendras dulces).

Aloe Vera (Aloe barbadensis, vera)

Planta siempre verde. Tallo de 1 a 2 m de alto, de unos 10 cm de grosor, aplanado. Hojas carnosas de hasta 40 a 60 cm largo y de aprox. 10 a 15 cm de ancho, aplanadas en la base, con aguijón terminal, lisas. Inflorescencia de hasta 1 a 1,2 m de largo, amarillo anaranjada. Lo que se conoce sobre el uso del Aloe Vera revela que ha sido empleado desde tiempos muy remotos, quienes primeros conocieron sus propiedades fueron aparentemente los chinos, también entre los romanos, árabes e hindúes su uso estaba ampliamente difundido son estos últimos que lo incluyen en la farmacopea ayurvédica, todos en general lo aplicaban en la cicatrización de heridas, Dioscorides lo recomendaba ampliamente en uno de los textos de referencia de la antigua herboristería en el siglo I dc. Cleopatra lo tenía entre sus cosméticos y pareciera que fue el motivo por el cual Alejandro Magno invadió Socotra.

Parte utilizada

Se utiliza la fracción mucilaginosa del parénquima o pulpa de las hojas (desprovista de la parte externa de las hojas) de la variedad vera.

Principios activos

Entre sus componentes encontramos agua, resina, aloína, emodina (hidroxiantraquinona) varias enzimas, distintas proteínas tipo lectinas y otras, las vitaminas B12, B6, B5, B, A y C, aminoácidos y oligoelementos como Manganeso, Calcio, Potasio, Sodio, Aluminio, Hierro, Zinc, Cobre, Plata, Cromo, Fósforo, Titanio y Germanio.

Propiedades

Demulcente, cicatrizante, hidratante de piel, laxante, antiviral.

Indicaciones

Estreñimiento ocasional, limpieza intestinal previa a exploraciones o a intervenciones quirúrgicas, disquinesia hepatobiliar. Eczemas secos, escoceduras e irritaciones cutáneas, quemaduras, acné, heridas y úlceras tróficas, psoriasis, gastritis, úlceras gastroduodenales, síndrome del intestino irritable, blefaritis, conjuntivitis.

Posología

• Jugo del parénquima: 50-100 gotas, 1 a 3 veces al día.

• Extracto fluido (1:1): 50 gotas, 3 veces al día.

• Se recomienda su uso (en gel) solamente en forma local.

Efectos adversos

Tanto el acíbar como la aloína o barbaloína, a dosis extraterapéuticas, pueden producir un intenso efecto emetocatártico, con diarreas sanguinolentas, dolores, cólicos intestinales, vómitos, hipotermia, albuminuria, convulsiones y colapso. El uso crónico, tomado de forma continuada produce una pérdida de electrolitos que altera el equilibrio sodio-potasio. Puede originar a largo plazo daños irreversibles sobre la membrana y la musculatura intestinal, con aparición de tenesmo, deposiciones con abundante mucosidad y coloración oscura de la mucosa intestinal (pseudomelanosis rectocólica). La pérdida de potasio potencia la acción de los heterósidos cardiotónicos e interfiere la acción de los antiarrítmicos, como la quinidina. La toma simultánea de diuréticos tiazídicos, corticosteroides o extracto de regaliz puede agravar el desquilibrio electrolítico. Los derivados antraquinónicos pueden tener un efecto genotóxico, especialmente peligroso durante el primer trimestre del embarazo. Además se ha descrito un posible efecto oxitócico.

Contraindicaciones

Acíbar: Embarazo, lactancia, niños menores de diez años. Dolor abdominal de origen desconocido, abdomen agudo, obstrucción de las vías biliares, hemorroides, cistitis, prostatitis, enfermedad de Crohn, colitis ulcerosa, síndrome del intestino irritable, insuficiencia cardíaca o renal. Su uso continuado es incompatible con los heterósidos cardiotónicos, corticosteroides, extractos de regaliz o saluréticos.

Altea-Malvavisco (Althaea officinalis)

Planta herbácea vivaz, con tallo robusto de hasta 2 m, tomentoso-blanquecino. Hojas acorazonadas con 3-5 lóbulos y corto pecíolo. Flores grandes, blanco-rosadas, situadas en la axila de las hojas. Planta originaria de la helofítica Euroasiática, propia de lugares húmedos en general, bordes de cursos de agua, marismas y zonas pantanosas.

Parte utilizada

Raíz.

Principios activos

Mucílagos glucurónicos y galacturónicos. Pectinas (10%). Asparagina (1-2%) Almidón (35%). Taninos (10%). Lípidos. Fitosterol. Goma. Oxalato cálcico. Betaína. Flavonoides: escopoletol, quercetol, kenferal. Fracción polisacarídica.

Propiedades

Demulcente y protector de mucosas (mucílagos).Béquico (mucílagos). Expectorante (mucílagos). Inmuno-estimulante (fracción polisacarídica).

Indicaciones

Inflamaciones de la mucosa digestiva: estomatitis, reflujo gastroesofágico, gastritis, úlcera gastroduodenal; urogenital: cistitis, vaginitis; y respiratoria: faringitis, amigdalitis, bronquitis; irritación de piel y anejos: eczema, quemaduras, abscesos, forúnculos.

Posología

• Decocción al 10%, hervir 10 minutos, reposar 5 minutos, 3-4 tazas/día o bien colutorios, baños y compresas.

• Extracto fluido: 1-5 g/dosis, 3-4 veces/día.

• Polvo de raíz: 300 mg/cápsula, 2-3 veces al día, antes de las comidas.

Amaranto (Amaranthus sp)

Los amarantos (del griego μ, que no se marchita; lat. *Amarantus*), son un género de hierbas pertenecientes a la familia Amaranthaceae. Género constituido por 70 especies de áreas tropicales de América (el 80%), África y Asia.

Principios

El grano es fuente de lisina, un aminoácido esencial que interviene en el crecimiento, reparación de tejidos, anticuerpos del sistema inmunológico y síntesis de hormonas. El amaranto puede ser la planta más nutritiva del mundo. Los botánicos y nutricionistas han estudiado el amaranto, y han encontrado una gran cualidad nutritiva, en especial un alto contenido de proteínas, calcio, hierro, ácido fólico y vitamina C. Semillas del amaranto tostadas proveen una fuente de proteínas superior, que puede satisfacer gran parte de la ración recomendada de proteínas para niños, y también puede proveer aproximadamente el 70% de energía de la dieta. También, una combinación de arroz y amaranto, a una proporción de 1:1, ha sido reportada como excelente para alcanzar las especificaciones para proteínas de la Organización Mundial del Salud.

Partes utilizadas

El Amaranto se consume como verdura en numerosos países americanos, africanos y asiáticos, ocupando el lugar de la acelga y la espinaca. Las hojas poseen un alto contenido proteico, más de 27% en base seca, y son ricas en calcio, fósforo, hierro, magnesio, vitaminas A y C. La proteína tiene altos contenidos de aminoácidos tales como el ácido aspártico, la glicina, la lisina y el ácido glutámico. Deshidratado, el follaje se utiliza en la fabricación de fideos (como colorante natural), y como relleno de pastas, tartas y otras presentaciones.

Posología

El amaranto se puede digerir y absorber mejor después de transformarlo con calor. Remover la cubierta del grano con calor ha sido reportado como la mejor forma de mejorar la calidad de la proteína disponible en el grano de amaranto. Hay varios métodos para transformarlo, entre los que están: reventar, tostar, hervir, etc.

Indicaciones

Para aliviar dolores localizados producidos por un sobreesfuerzo se puede preparar una cataplasma con hojas frescas de amaranto. Las hojas de amaranto poseen propiedades expectorantes que pueden aprovecharse elaborando un jarabe alcohólico para preservar sus propiedades durante unos días. Las hojas de amaranto son ricas es mucílagos. Los mucílagos tienen la propiedad de absorber grandes cantidades de líquido, multiplicando su volumen y adquiriendo una textura de gel. Por ello, los alimentos ricos en mucílagos son recomendables en caso de intestinos perezosos o estreñimientos leves o moderados, para lograr la evacuación sin irritar las paredes intestinales.

Contraindicaciones

Por contener etanol, este tratamiento natural no puede suministrarse a niños, a mujeres embarazadas o en periodo de lactancia ni a personas con problemas hepáticos o de alcoholismo. Tampoco es compatible este remedio casero con la terapia con antibióticos, pues el etanol suele disminuir la efectividad de estos fármacos.

Angélica (Angelica archangelica)

Planta herbácea de hasta 2 m de altura, con tallos huecos y rojizos. Sus hojas grandes, divididas en segmentos ovales y con peciolos carnosos. Las flores son blancas, reunidas en grandes umbelas (hasta 40 cm).

Parte utilizada

Raíces y rizomas, eventualmente frutos y hojas.

Principios activos

Raíces: Aceite esencial (0,3-1%), Monoterpenos (73%), Esteres alifáticos y terpénicos (1,5-2%). Alcaloides terpénicos. Lactonas macrocíclicas. Colina. Ácidos orgánicos. Fitosteroles: sitosterol. Otros: taninos, resina, flavanona (oreangenolona). Frutos: Aceite esencial (1%) Monoterpenos: felandrenos. Cumarinas y furanocumarinas.

Propiedades

- Amargo-aromático-eupéptico (aceite esencial).

- Carminativo (aceite esencial).

- Antiséptico y antifúngico (lactonas del aceite esencial).

- Sedante y anticonvulsivante (angelicina).

- Potente vasodilatador coronario.

- Antiagregante plaquetario.

- Espasmolítico.

- Expectorante (aceite esencial).

- Diaforético (aceite esencial).

- Fotosensibilizante (furanocumarinas, especialmente la de los frutos).

- Antirreumático tópico (aceite esencial).

Indicaciones

Raíces: anorexia, atonía digestiva, síndrome del intestino irritable, dispepsias, meteorismo, espasmos gastrointestinales, ansiedad, insomnio, coronariopatías, prevención de tromboembolismos, bronquitis, asma, resfriados, gripes. Frutos: vitíligo, psoriasis y leucodermia.

Posología

- Raíz: Decocción al 2%, hervir 2 minutos e infundir 10 minutos, 2-3 tazas antes de las comidas (como eupéptico), o después (como carminativo).

- Extracto fluido (1 g = LII gotas): XX-L gotas/dosis, 3 veces/día, dosis máxima 4 g/día, repartidos en 2-3 tomas.

- Polvo encapsulado: 1-2 g/día, en cápsulas de 500 mg (2-4 tomas).

- Extracto seco (5:1): hasta 800 mg/día, repartido en 2-3 tomas.

Efecto adverso

El aceite esencial es neurotóxico. La administración de dosis elevadas de preparados a base de angélica, pueden dañar el S.N.C.. Es una planta fototóxica. En personas con hipersensibilidad, el uso continuado de angélica, puede determinar la aparición de reacciones alérgicas cutáneas.

Anís verde (Pimpinella anisum)

Originario de Egipto, también lo encontramos en Grecia y Oriente Medio. Esta es una de las especies más utilizadas por el hombre de la Antigüedad, fue moneda de intercambio en el Mediterráneo por mucho tiempo. También es llamado comino dulce. En Egipto se la recomendaba como diurético, aunque asi mismo se la indicaba para dolores de muela y problemas digestivos.

El célebre papiro de Eber, escrito hacia el año 1550 a.C. mencionaba ya las propiedades del anís. Desde la Antigüedad el anís formaba parte de los remedios milagrosos que, según Plinio, curaban todas las enfermedades y las intoxicaciones. El anís era considerado como un estimulante del apetito, lo denominaban también *"aniketon"*, el *"invencible"*. El médico militar del Imperio Romano, Dioscórides, en su tratado *"Materia médica"*, decía que el anís era un "remedio particularmente bueno". El origen del nombre *pimpinella* no está bien establecido. Este vocablo proviene de la lengua romana, y aparece por primera vez en el siglo VII, a partir de un médico italiano,

Benedictus Crispus. Fue utilizado para las plantas más diversas sin que hasta ahora se haya podido acertar a que especies pertenecían.

Parte utilizada

Frutos (semillas).

Principios activos

Aceite esencial (anetol, estragol, anisol), cumarinas, flavonoides, ácidos fenólicos, triterpenos.

Propiedades

Carminativo, antiespasmódico, expectorante, antibacteriano, parasiticida.

Posología

- Aceite esencial 2 a 4 gotas 2 veces al día.

- Extracto seco: 400 mg repartidos en 3 tomas al día.

- Extracto fluido: 5 a 15 gotas 2 a 3 veces al día, después de las comidas.

- Infusión al 2% 2 a 3 tazas al día después de comer.

Indicaciones

Flatulencia, cólicos intestinales, bronquitis, piojos, resfríos, dispepsias, anorexia.

Efectos adversos

Dermatitis de contacto, alergias respiratorias o digestivas. A dosis mayores a la indicada: nauseas, vómitos, crisis convulsivas.

Contraindicaciones

Individuos con antecedentes de alergia, embarazo, lactancia.

Interacciones

A altas dosis, con anticoagulantes, antidepresivos tipo IMAO, anticonceptivos.

Árnica (Arnica montana)

Es una planta herbácea (20-70 cm) de un solo tallo en cuya base se sitúa una roseta de hojas lanceoladas. Capítulos terminales y solitarios con flores amarillas. Su origen es Euroasiático. No se conoce la etimología y el significado exacto del nombre latíno de esta planta. El nombre "*armich*" aparece por primera vez en el siglo XIV en el *Matthiolus*. El nombre es presumiblemente de origen francés y expresa la palabra"protegerse" (*hamais*). Es posible que este significado provenga del árabe como muchos nombres que empiezan con "a" o "al". Es también probable que su origen sea griego: "*ptamica*". que significa "hacer estornudar". En tiempos antiguos, la planta era utilizada como tabaco para masticar o fumar. La referencia de la palabra por parte de los médicos aparece por primera vez en 1625 en un tratado de botánica –editado por Caspar Bauhin– de Johann Jacob von Tabemaemontanus. Este libro menciona las virtudes medicinales de la planta tal como se las conoce la actualidad es decir: sirve para curar a aquellos que han sufrido una caída importante o se hayan lastimado trabajando, es decir para todo tipo de traumatismo físico.

Parte utilizada

Capítulos florales.

Principios activos

Compuestos terpénicos: Lactonas sesquiterpénicas. Triterpenos pentacíclicos. Taninos. Ácidos fenil-carboxílicos. Cumarinas: umbeliferona, escopoletina. Polisacáridos heterogéneos de alto peso molecular. Carotenos, responsables de la coloración amarilla de las flores. Fitosteroles. Colina (0,1%).

Propiedades

Rubefaciente e irritante de las mucosas (aceite esencial, lactonas sesquiterpénicas), espasmolítico (triterpenos y flavonoides). Antihistamínico y antiinflamatorio (lactonas sesquiterpénicas). Antiartrítico, antineurálgico (lactonas sesquiterpénicas). Antibacteriano (lactonas sesquiterpénicas). Colerético (aceite esencial, flavonoides, ácidos-fenólicos). Antieczematoso (lactonas sesqui terpénicas).

Indicaciones

Aplicaciones tópicas en luxaciones, contusiones, hematomas, equimosis, eczemas, seborrea, prurito, pitiriasis, alopecia, artritis reumatoide, neuralgias, dolores reumáticos, mialgias. Edemas asociados a fracturas, flebitis y tromboflebitis. Enjuagues y gargarismos, como antiséptico buco-faríngeo en estomatitis, amigdalitis y faringitis.

Posología

* Tintura (1:10): 1-2 9/100 ml agua, aplicada en forma de compresas, enjuagues o gargarismos, cremas de árnica, o en dosis homeopáticas.

Efecto adverso

Por vía oral es tóxica, muy irritante de las mucosas y provoca dolores abdominales, vómitos, problemas vasomotores y alucinaciones, disminución de la conductividad y los reflejos.

Contraindicaciones

Embarazo, lactancia.

Artemisa (Artemisia absinthium) o Ajenjo

Es una hierba, de olor particular y color blanco grisáceo. Tiene tallos erguidos, con ángulos y ramificados. Sus hojas son pecioladas. Posee inflorescencias en racimos unilaterales, no muy grandes y redondos, de color amarillo. Su origen es de Europa, Asia y del Norte de África, desde donde fue implantada en América del Norte. Crece en terrenos y ambientes frescos.

Parte utilizada

Sumidad florida y hojas.

Principios activos

Aceite esencial (0,2 - 1,5%) Monoterpenos: limoneno, sabineno, canfeno. Sesquiterpenos: cadineno, azulenos, bisabolenos. Monoterpenoles: tuyol (9%). Esteres terpénicos: tuyonas (35 – 45%). Principios amargos: Lactonas sesquiterpénicas: absintina, anabsintina, absintólido. Otras lactonas sesquiterpénicas: artabsina, matricina. Pelenólidos e hidroxipelenólidos. Otros componentes: Flavonoides, ácidos fenil corboxílicos (caféico), resinas, ácidos orgánicos, carotenos y taninos.

Propiedades

Amargo aromático, eupéptico. Emenagogo basal (tuyona). Antiinflamatorio (lactonas sesquiterpénicas). Vermífugo. Inhibe la liberación plaquetaria de serotonina (lactonas sesquiterpénicas) Antipirético (diasteroisómeros diterpénicos). Hidrocolerético (aceite esencial).

Indicaciones

Dispepsias hiposecretoras, atonía digestiva, gastritis y espasmos digestivos, disquinesia biliar. Anorexia, amenorreas, hipomenorreas, migrañas, ascaridosis, oxiuriasis, enterobiosis.

Posología

- Polvo encapsulado 300 mg/cápsula, 1-3 g/día repartidos en varias tomas.

- Decocción al 0,5%, infundir 10 minutos, 2 a 3 tazas/día.

- Extracto fluido (1 g = LII gotas): X a XL gotas por dosis, 2 a 3 veces al día.

Efecto adverso

El ajenjo es un fuerte irritante gastrointestinal. La tuyona a dosis altas tiene efectos tóxicos en el sistema nervioso central, lo que ocasiona problemas psíquicos y sensoriales. Los síntomas más comunes por intoxicación son: vómitos, retención urinaria, mareos, convulsiones.

Contraindicaciones

Embarazo, lactancia, epilepsia, úlceras gástricas e intestinales, colon irritable.

Asafetida (ferula assafoetida),

En hindi es *hing*, una especie de la familia de las apiáceas. En India se emplea como sustituto de la cebolla o el ajo en comidas y salsas, generalmente vegetarianas, y se usa únicamente en pequeñas cantidades para lograr un fuerte y agradable sabor en los alimentos.

Partes utilizadas

Bulbo (dientes).

Principios activos

Enzimas (alinasa), compuestos sulfurados (aliína, alicina, ajoene), proteínas, saponinas, sales minerales, polisacáridos.

Propiedades

Hipolipemiante, vasodilatador periférico, antihipertensivo, antiagregante plaquetario, antihelmíntico, antifúnguico, diaforético, antiséptico.

Indicaciones

Hipertensión arterial, hipocolesteromiante, parásitos, hongos, antiviral, antiséptico, bactericida, anticoagulante, inmunomodulador, antioxidante, ayuda en tratamientos de diabetes, infecciones urinarias y de vías respiratorias. Externamente como rubefaciente.

Posología

• Bulbo seco: 2 a 4 g al día.

• Tintura: 40 a 50 gotas 3 veces al día.

- Aceite: 0,03 a 0,12 ml tres veces al día.

- Extracto seco: 150 a 200 mg 2 veces al día.

Efectos adversos

Digestivos, (comúnmente puede producir náuseas, vómitos, diarrea, sensación de plenitud gástrica), oculares, se puede generar la aparición de lagrimeo si ponemos en contacto el ajo con la mucosa ocular, halitosis por eliminarse los compuestos sulfurados por vía pulmonar, dermatitis de contacto.

Contraindicaciones

Embarazo (aumenta la contracción de útero) y lactancia (el sabor puede pasar a la leche materna, hipertiroidismo, trombocitopnia, No administrar una semana antes de una intervención quirúrgica o extracción de muelas.

Interacciones

Evitar consumir con anticoagulantes y medicamentos para diabetes, antirretrovirales (medicamentos para el HIV). Los efectos positivos a nivel cardiovascular se ven incrementados cuando se consume junto a la Vitamina E.

Azafrán (Crocus sativus)

El azafrán es el estigma seco de la flor de crocus (*Crocus sativus*). Se puede obtener en filamentos o en polvo. Se necesitan aproximadamente 75,000 flores para obtener una libra de azafrán. Por esta razón, el precio del azafrán puede variar entre 50 y 300 dólares por onza. Esta planta tiene una historia de siglos de uso como especia, medicina, y colorante amarillo. Según los informes, el crocus se usaba en las antiguas civilizaciones griegas y romanas, y en el Egipto medieval. Entre las propiedades del azafrán podemos encontrar las siguientes: anticancerígenas, antidepresivas y antioxidantes, puede ser un protector de nervios, y puede tener efectos en el sistema inmunológico. También se ha estudiado el azafrán por su capacidad de mejorar los síntomas de la enfermedad de Alzheimer, el asma, la infertilidad, los problemas menstruales, y la psoriasis.

Parte utilizada

Los estigmas y las terminaciones de los estilos.

Principios activos

Heterósidos del grupo de los carotenoides: crocósido o crocina, responsable de su poder colorante; picrocrocósido (principio amargo); aceite esencial (1%) con safranal (procedente de la hidrólisis de la crocina) y trazas de cineol; ácidos grasos derivados del ácido oleanólico. En el polen existen trazas de flavonoides.

Propiedades

La crocina (crocósido) es un principio con marcado efecto hipolipemiante; el picrocrocósido es una sustancia amarga, con acción aperitiva y eupéptica. El azafrán también es estimulante nervioso, emenagogo y, por vía externa, calma los dolores dentales y gingivales. Por su aceite esencial, es carminativo, espasmolítico y eupéptico.

Indicaciones

Inapetencia, astenia, hiperlipidemias, dispepsias hiposecretoras, meteorismo, amenorrea. En uso tópico: gingivitis, odontalgias, molestias de la dentición.

Posología

Uso interno:

- Uso alimentario, como condimento.

- Infusión: 2 g/l. 1 a 3 tazas al día.

- Polvo: 200-300 mg/día, como eupéptico-carminativo; 0,50 a 1 g al día, como emenagogo.

- Extracto fluido (1:1): 5-10 gotas, 1 o 2 veces al día.

- Tintura (1:10): 20-40 gotas, 3 veces al día, como carminativo.

Uso externo:

- Tintura: Aplicar friccionando las encías.

Contraindicaciones

Embarazo, especialmente el polvo y los extractos concentrados.

Efecto adverso

En dosis muy altas llega a ser emético, abortivo y producir vértigo y hemorragias intensas. La dosis letal, para el adulto, es de 20 g. (los casos de intoxicación provienen en su mayoría de su utilización como abortivo).

Bardana (Arctium lappa)

La bardana se ha usado desde tiempos inmemorables para tratar una amplia variedad de enfermedades, entre las que se incluyen artritis, diabetes y caída del cabello. Es un constituyente herbal principal en los remedios populares contra el cáncer. Se ha descubierto en estudios que el fruto de la bardana disminuye el azúcar en la sangre en animales, y estudios preliminares en humanos han examinado la eficacia de la raíz de la bardana en el tratamiento de la diabetes. Otros estudios en laboratorio y en animales han sido dirigidos al uso de la bardana para las infecciones bacteriales, cáncer, VIH y cálculos en el riñón. Planta bienal grande con hojas anchas, romas, cordadas, de hasta 40 cm de largo. Las flores, que son globulares de color púrpura, tienen brácteas enganchadas que forman nudos. Originaria de Europa y África, se cultiva en todo el mundo como planta de jardín. La bardana es una de las plantas amargas, y lo amargo para la boca es dulce para el hígado, es especialmente útil a la hora de mejorar la digestión.

Parte utilizada

Partes subterráneas.

Principios activos

Alrededor del 69% de carbohidratos, principalmente inulina (30-50%) y mucílago. Ácidos fenólicos (ácidos cafeico, clorogénico, isoclorogénico y derivados del ácido cafeico). Lignanólidos (arctiína, convertida en la flora intestinal en arctigenina), poliacetilenos (trideca-1,11-dien-3,5,7,9-tetraíno), compuestos acetilénicos azufrados (ácido arético, arctinona, arctinol, arctinal). Ácido costúcico. Lactonas sesquiterpénicas tipo guayanólido. Trazas de aceite esencial, poliacetilenos, fitosteroles, taninos. Sales potásicas.

Propiedades

• Acciones antimicrobiana, antiviral y antifúngica.

• Efecto anti-acné del extracto etanólico de la raíz de bardana.

• Actividad estrogénica y antiestrogénica.

Indicaciones

La EMA aprueba su uso tradicional para aumentar el flujo urinario, como coadyuvante en afecciones urinarias leves, en pérdidas temporales de apetito y para el tratamiento de estados seborreicos de la piel.

Posología

- Infusión: 2-6 g por taza, 3 veces al día.

- Polvo: 350 mg, 3-5 veces al día.

- Extracto fluido (1:1, etanol 25% v/v): 2,8 mL, 3 veces al día.

- Tintura (1:10, etanol 45% v/v): 8-12 mL, 3 veces al día.

Contraindicaciones

No se recomienda su consumo en caso de embarazo y lactancia materna, atención en hipertensión arterial. Hipersensibilidad conocida a plantas de la familia de las compuestas (Asteráceas).

Efectos adversos

Se ha descrito algún caso de shock anafiláctico, que se ha relacionado con alergia cruzada con otras plantas de la familia de las compuestas. No se ha establecido la frecuencia.

Cálamo aromático (Acorus calomus)

El *Acorus calamus* tiene hojas largas y estrechas, y un rizoma aromático. Su apariencia es como la del iris y se puede encontrar en medios húmedos como los bancos de estanques o arroyos y pantanos en Norteamérica, Europa y Asia.

En Ayurveda existe un gran uso del cálamo para enfermedades de los riñones y el hígado, eczemas, reumatismo y mejoramiento de la memoria.

Parte utilizada

Rizoma.

Principios activos

Aceite esencial (1,5-3 %): Sesquiterpenos tricíclicos: Alcoholes sesquiterpénicos. Mono y dicetonas sesquiterpénicas: Fenolesmetiléteres. Aldehidos. Glucósido amargo: acarósido. Taninos. Resinas. Mucílagos.

Propiedades

Amargo-aromático-eupéptico. Carminativo (aceite esencial) Espasmolítico (aceite esencial: asaronas). Hipotensor. Bradicardizante (aceite esencial). Sedante (aceite esencial). Anticonvulsivante (aceite esencial). Diaforético (aceite esencial). Mucolítico (aceite esencial). Hidrocolerético (aceite esencial). Rubefaciente (aceite esencial, resinas).

Indicaciones

Anorexia, meteorismo, atonía gastrointestinal, híper-acidez gástrica, gastritis, úlcera gástrica, hipertensión, taquicardia, ansiedad, insomnio, epilepsia, disquinesias biliares. Bronquitis. Uso tópico: mialgias, dolores reumáticos.

Posología

• Decocción al 2%, infundir 20 minutos, 2-3 tazas/día.

• Polvo rizoma encapsulada. 500 mg por cápsula, 2-3 cápsulas/día después de las-comidas.

- Extracto fluido (1 g = XLV gotas): XX-XL gotas/dosis, 2-3 veces al día.

Efecto adverso

El aceite esencial es, a dosis elevadas, neurotóxico y abortivo. Existen además informes de su efecto carcinógeno, por lo que se recomienda utilizar en forma de tratamientos discontinuos.

Caléndula (Calendula officinalis L.)

La caléndula, también conocida como *maravilla*, se ha usado en forma extensiva para tratar heridas pequeñas en piel, infecciones de la misma, quemaduras, picaduras de abeja, quemaduras de sol, verrugas y cáncer. Una investigación en pacientes de cáncer de seno que estaban recibiendo radioterapia demostró que el ungüento de caléndula puede ayudar a prevenir dermatitis en la piel (irritación, enrojecimiento y dolor). Planta herbácea de 30-50 cm, provista de tallos robustos vellosos y angulosos con hojas sentadas, oblongo-espatuladas. Capítulos terminales, solitarios, con flores tubulosas amarillo-azafranadas, excepto las periféricas, que son liguladas. Fruto en aquenios espinosos. Originaria del centro y este de Europa, hoy en día se cultiva en todo el mundo.

Parte utilizada

Capítulos florales.

Principios activos

Aceite esencial (0,1-0,2%) rico en derivados mono y sesquiterpénicos oxigenados. Esteroles libres y esterificados: sitosterol, estigmasterol, isofucosterol. Triterpenos pentacíclicos (monoalcoholes, dioles y trioles). Saponósidos: calendulósidos A, D, F y D2.

Flavonoides: glucósidos flavónicos derivados del quercetol y del isorramnetol. Carotenoides: caroteno, calendulina, zeína, licopeno. Resina. Mucílago (1,5%). Polisacáridos inmunoestimulantes. Acidos orgánicos: málico (6,8%). Poliacetilenos. Gomas. Sustancia amarga: calendeno. Taninos.

Propiedades

Antiséptico, con marcada actividad ante a estafilococos (aceite esencial).

Parasiticida, activo frente a trichomonas (mono y sesquiterpenos oxigenados).

Antiedematoso-antiinflamatorio. Cicatrizante, reepitelizante (mucílago, flavonoides, triterpenos, carotenos). Estrogénico, emenagogo (flavonoides, fitosteroles, aceite esencial). Aperitivo-eupéptico (calendeno). Colerético (aceite esencial, flavonoides).

Indicaciones

Amenorreas, dismenorreas. Gastritis crónicas, úlceras, colecistitis, angiocolitis crónicas, insuficiencia hepática, migrañas. Tratamiento de heridas, ulceraciones, dermatosis secas, eritemas, prurito, conjuntivitis, parodontopatías.

Posología

Vía oral:

- Infusión, al 4%, 3 tazas/día, antes de comidas. En amenorreas y dismenorreas, tomar diez días antes de la menstruación.

- Tintura (1:10): 2 g/día, en 3 tomas.

- Extracto fluido (1 g = XL gotas): 0,5-1 g/ día, en 3 tomas.

Uso tópico:

• Decocción, al 6%, aplicado en forma de lavados o compresas.

• Oleato de caléndula, en pomadas, cremas y otros preparados dermatológicos.

• Talco de caléndula.

Contraindicación

Embarazo, por su fuerte acción uterotónica.

Canela (Cinnamomum zeylanicum)

La canela pertenece a la familia de las lauráceas (Lauraceae); hay reportes de que en China ya era utilizada desde los años 2.500 a.C. Es tan conocida que se menciona en la Biblia en los libros de Éxodo y Proverbios. La palabra Cinnamomum viene del griego "Kinnamom" que significa madera dulce y la identificación de la especie con "zeylanicum" hace referencia a su lugar de origen (Ceylán). Durante los siglos XVII y XVIII fue la especia más cotizada entre los mercaderes. La canela es conocida desde los tiempos más antiguos. La Biblia cita a la canela en el libro del Éxodo. Los antiguos egipcios la utilizaron para los embalsamamientos. Los antiguos griegos y latinos la utilizaron como especia, como perfume y como planta medicinal para curar los problemas de digestión. Ya los antiguos conocieron la diferencia entre las dos especies; en efecto, el Cinnamomum zeylanicum fue conocido como cinamomo mientras el Cinnamomum cassia fue conocido como casia. Que estas dos especies fueran bien distinguidas y se conocieran sus cualidades y efectos lo atestigua el mismo. Teofrasto (filósofo griego que vivió entre el 371 y el 287 a.C. y que escribió dos tratados de botánica que representan la más importante contribución de la Antigüedad a esta ciencia) que cuenta en el *Historia plantarum* (Historia de las plantas) una deliciosa historia donde sostiene que ambas plantas eran matorrales. Sin embargo, el C. cassia tenía una corteza muy resistente para despegarla, así que las poblaciones antiguas, para sacar la parte comestible, hicieron de este modo: dividieron las ramitas en muchas partes, que colocaron luego dentro de una piel fresca de animal. De este modo, la piel empezó a pudrirse y los gusanos se comieron las partes leñosas pero dejaron la parte interior porque era amarga y áspera.

Parte utilizada

Corteza.

Principios activos

Aceite esencial (1,2-2%): aldehido cinámico (50-75%), eugenol (4-10%), trazas de carburos terpénicos (pineno, cineol, felandreno, linalol), y de metilamilcetona; glúcidos, mucílagos, taninos, trazas de cumarinas.

Propiedades

Las propiedades de la canela son varias, las más importantes que aportan beneficios a la salud son como antiséptico, ya que evita el crecimiento de bacterias. Ademas es un fungicida, aporta bienestar y energía cuando se consume en té, además que diversos estudios encuentran que aporta beneficios para personas con diabetes tipo II, al controlar la glucosa en sangre, es un buen antioxidante y ha demostrado en algunos estudios que tiene propiedades antivirales. Hay evidencia de que un compuesto contenido en la canela activa ciertas respuestas del cuerpo contra el cáncer.

Indicaciones

Rinitis alérgica

Evidencias preliminares indican que la canela puede tener propiedades antialérgicas. Según estudios en seres humanos, un producto de combinación que incluye Cinnamomum zeylanicum, Malpighia glabra y Bidens pilosa ha demostrado una reducción en los síntomas nasales en pacientes con rinitis alérgica.

Antioxidante

Según estudios en seres humanos, un extracto acuoso disecado de canela (Cinnulin PF®) puede mejorar el estado antioxidante de personas obesas o con sobrepeso que presentan niveles alterados de glucosa en ayunas.

Infección bacteriana

Un estudio preliminar indica que la canela puede tratar infecciones bacterianas, incluida la salmonelosis crónica.

Candidiasis

Evidencias preliminares indican que la canela puede actuar contra la Candida.

Diabetes

Según estudios en seres humanos, la canela se ha utilizado para controlar el nivel de azúcar en sangre; sin embargo, los resultados han sido variados en otros estudios.

Infección por Helicobacter pylori

Evidencia preliminar indica que los extractos de canela pueden ser efectivos contra la Helicobacter pylori.

Cáncer de pulmón

Un estudio preliminar indica que la canela puede resultar útil en el tratamiento del cáncer de pulmón.

Posología

Uso interno:

- Infusión: 1 a 3 g por taza. Hervir 2 minutos e infundir durante 10. Tres tazas al día, antes de las comidas.

- Extracto fluido: 30-50 gotas, 1 a 3 veces al día.

- Tintura (1-5%): 50-100 gotas, 1 a 3 veces al día.

- Polvo micronizado: 250-500 mg/cápsula, 1 a 3 veces al día.

- Aceite esencial: 2 o 3 gotas, sobre un terrón de azúcar, o en cápsulas (25-50 mg/cápsula), 3 veces al día, antes de las comidas.

- Jarabe (10% de tintura): 1 a 3 cucharadas soperas al día.

Uso tópico:

- Infusión: 5 g por taza. Infundir 10 minutos. Aplicar en forma de compresas, lavados, colutorios, irrigaciones o instilaciones.

- Tintura (1:10): Aplicar localmente.

- Aceite esencial (diluido al 5% en aceite de almendras dulces): 2 o 3 aplicaciones al día.

Contraindicaciones

No administrar, ni aplicar tópicamente a niños menores de seis años ni a personas con alergias respiratorias o con hipersensibilidad conocida a éste u otros aceites esenciales: los de canela, vainilla y el bálsamo de Perú dan frecuentemente reacciones cruzadas. Salvo indicación expresa, recomendamos abstenerse de prescribir aceites esenciales por vía interna durante el embarazo, la lactancia, a niños menores de seis años o a pacientes con gastritis, úlceras gastroduodenales, síndrome del intestino irritable, colitis ulcerosa, enfermedad de Crohn, hepatopatías, epilepsia, Parkinson u otras enfermedades neurológicas.

Cardamomo (Elettaria cardamomum)

El cardamomo es la fruta seca y verde de la especie perenne *Elettaria cardamomum*. Son varias las especies de la familia Zingiberaceae (jengibre) usadas como cardamomo "verdadero". La especie de *Elettaria* se usa como especia y como medicina, y la especie *Amomum* se usa como ingrediente en diversas medicinas tradicionales en China, India, Corea y Vietnam. El cardamomo se ha utilizado tradicionalmente para ayudar a la digestión y aliviar el gas. Se ha utilizado también como estimulante, refrescante del aliento y afrodisíaco.

Parte utilizada

Frutos secos en los cuales se encuentran las semillas de cardamomo.

Principios activos

Aceite esencial (2-8%): limoneno, cineol, alf-terpineol, acetato de terpinilo, borneol. Almidón (20-40%), pentosano. Ácidos grasos (1-4%): caprílico, capróico, palmítico, esteárico, oléico y linoléico; fitoesteroles (probablemente beta-sitosterol).

Propiedades

Estimulante del apetito, digestivo, carminativo, bacteriostático, antifúngico.

Indicado

Inapetencia, meteorismo, dispepsias hiposecretoras, dermatomicosis, infecciones cutáneas.

Posología

- Infusión: una cucharada de postre (4 a 6 frutos) por taza, infundir 10 minutos, 2 o 3 tazas al día.

- Polvo: 200 a 500 mg por toma, 1 a 3 al día.

- Extracto fluido (1:1): 20 gotas (0,5 g), 1 a 3 veces al día.

- Tintura (1:5): 50 gotas, 2 o 3 veces al día.

Efectos adversos

El aceite esencial puro puede resultar neurotóxico y dermocáustico.

Cardo Mariano (Silybum marianum)

Originario del sur de Europa y norte de África. El nombre mariano proviene a partir de una leyenda que relata que María huyendo de Egipto buscó para amamantar a Jesús, un lugar tranquilo y el cardo formó con sus hojas un techo que la guareció protegiéndola al derramar una gota de leche sobre esta planta le dio la particularidad de tener manchas blancas. El nombre silybum viene del griego silibon que quiere decir en forma de penacho. El cardo mariano es una planta medicinal que data de tiempos remotos. En los antiguos y más importantes manuales de farmacia de la Edad Media, como el *Kreutterbuch* de Matthiolus de 1626, se utilizaba contra los males de costado y la ictericia. Paracelso la indicaba contra los picores internos y Adam

Lonitzer, Lonicerus, escribía en 1679 que era la solución para el hígado inflamado. El médico Johan Gottfried Rademacher (1772-1850) utilizaba el cardo mariano como terapia en caso de enfermedades hepáticas.

Parte utilizada

Frutos maduros secos.

Principios activos

Flavolignanos (silimarina, silicristina, silibina, etc.), flavonoides, taninos, aceite esencial, mucílagos, saponinas, ácido linoleico, esteroides.

Propiedades

Hepatoprotector, antioxidante, antiinflamatorio, antitumoral, detoxicante hepático, hipolipemiente.

Posología

- 3 a 5g por taza, antes de cada comida.

- Extracto fluido: 40 gotas 3 veces al día.

- Extracto seco: 0,5 a 1 g al día.

- Tintura: 60 gotas 3 veces al día.

Indicado

Cirrosis, intoxicación hepática alcohólica, o de otra índole, hepatitis, insuficiencia hepática.

Efectos adversos

A dosis indicadas no se conocen, en algunos casos puede tener un efecto de purgante suave. Como es una compuesta o asteracea puede generar alergia de contacto.

Contraindicaciones

Obstrucción biliar, embarazo, lactancia, hipertensos.

Interacciones

No dar junto a antidepresivos IMAO (por su contenido en tiramina genera hipertensión), con hipoglucemiantes orales, nifepidino, fentilamina, anticoagulantes orales, fenotizinas, dextrometorfano.

Cebolla (Allium cepa)

La cebolla se utiliza ampliamente en todo el mundo como producto alimenticio y también se ha utilizado en aplicaciones medicinales. Planta bulbosa, herbácea, con tallos huecos y hojas cilíndricas algo carnosas. Flores rosado-verdosas dispuestas en umbela densa. Originaria de las zonas templadas de Asia Occidental y Palestina. Cultivada in extenso, en todo el mundo. Recordemos Aurveda reconoce a las 3 raíces de oro como *triyajhad*: ellas son el ajo, la cebolla y el jengibre. Según Ayurveda las cebollas son pesadas de digerir y viscosas al tacto. Tienen un sabor dulce y picante. Aumentan el componente fuego del cuerpo (*ushna Virya*) y adquieren sabor dulce después de la digestión (*vipak madhura*). Sus semillas y frutos se utilizan en las preparaciones ayurvédicas. Normaliza Vata y aumenta Kapha y Pitta. Por lo tanto, se utiliza en las enfermedades que se producen debido a la corrupción de Vata. Actúa como un antiinflamatorio y reduce el dolor. Textos ayurvédicos recomiendan su uso en la ciática, la artritis y otras enfermedades que implican los huesos, las articulaciones y el sistema nervioso periférico. Igual que el ajo, estimula la producción del semen y de la energía sexual.

Parte utilizada

Bulbo.

Principios activos

Aceite esencial (0,015%) rico en compuestos azufrados (cepaenos). El S-óxido de 2-progenetial (lacrimógeno). En la esencia de cebolla, obtenida por destilación, los precursores se descomponen en propanal y 4,5 ditiaoctano. Fructosanas (hasta un 40%). Flavonoides: quercetol y derivados. Enzimas: peroxidasas, fosfatasas y pectinesterasas. Fitoesteroles: estigmasterol, B-sitosterol. Aminoácidos azufrados. Acidos fenil-carboxílicos: ácidos caféico y clorogénico. Aldehido tiopropiónico. Sales minerales: sodio, potasio, hierro, calcio, fósforo, azufre, fluor. Pectina.

Propiedades

Diurético clorúrico, azotúrico y uricosúrico (fructosanas y flavonoides). Bactericida y antifúngico (derivados azufrados). Hipoglucemiante suave. Hipocolesteremiante, hipolipemiante (derivados azufrados del aceite esencial). Anticoagulante, fibrinolítico (derivados azufrados). Antiinflamatorio (derivados azufrados, enzimas, esteroles). Broncodilatador (derivados azufrados). Expectorante de acción directa (aceite esencial). Antihelmíntico (aceite esencial).

Indicada

Edemas. Diabetes tipo II. Infecciones de diverso tipo. Prostatismo. Hipercolesteremias, hiperlipidemias, prevención de aterosclerosis y tromboembolismos. Bronquitis, asma. Parasitosis intestinales.

Posología

- Decocción al 5%: 1-4 tazas al día.

- Extracto fluido (1 g = LIV gotas): 0,5-2 g/ dosis, 3 veces/día.

- Extracto seco (10:1): 0,5-1 g/día: en varias tomas.

- Tintura (1:10): 0,5-2 g/dosis, 3 veces al día.

- Poción: (extracto fluido de cebolla, 10 g; glicerina, 10 g; alcohol 96°, 2g, jarabe simple F.E. IX c.s.p. 100 g): 2-3 cucharadas/día.

- Enolado melifluo: extracto fluido de cebolla 30 g, miel 10 g, vino blanco 60 g. 2-3 cucharadas/día.

Contrindicaciones

Por su acción anticoagulante: hemoptisis, hematemesis, melenas, hematurias.

Centella Asiática
(Hydrocotyle asiática, Gotu kola, Brahmi)

Planta herbácea provista de estolones. Hojas peltadas, con largo pecíolo y contorno arriñonado. Inflorescencia en umbela simple con pocas flores y pequeñas de 5 pétalos ovalados de color rosa-violáceo, 5 estambres epiginos, estilos cortos. Originaria de regiones tropicales (Madagascar, India e Indonesia).

Parte utilizada

Sumidad aérea.

Principios activos

Derivados triterpénicos. Taninos (24,5 %): derivados del ácido tánico. Aceite esencial (0,8-1 %). Mucílagos. Pectinas. Fitosteroles. Vitamina C

Propiedades

Cicatrizante. Estimulante de la reparación de las mucosas. Astringente en uso externo (taninos). Antipruriginoso en uso externo. Antiséptico (aceite esencial, taninos). Vasoprotector: reduce edemas y fragilidad capilar. Antidepresivo.

Indicaciones

Tratamiento tópico de llagas, úlceras; tráficos, varicosas y de lepras. Ulceraciones de la cornea. Prurito, eczemas, intertrigo, psoriasis. Heridas y quemaduras. Queloides. Estrías, celulitis. Mastopatía fibroquística. Vulvovaginitis, cervicitis. Lesiones derivadas de la cobaltoterapia. Dermatosis y eczemas. Vía oral: Insuficiencias venosa, microangiopatías hipertensivas y diabéticas. Ulceras gastrointestinales. Depresiones.

Posología

Vía oral:

- Infusión al 1%, infundir 15 minutos, 3 tazas/día.

- Extracto fluido: 25 gotas/dosis, 3 tomas/ día después de las comidas.

- Extracto seco (5:1): 50-100 mg/cápsula, 3 al día.

- Tintura 50° (1:10): 50 gotas, 3 veces al día.

Uso tópico:

- Polvo de la planta aplicado directamente, varias veces al día.

- Extracto glicólico al 10-20%, en cremas, gel, tul graso, colirio u óvulos vaginales, varias aplicaciones.

Efectos adversos

En dosis mayores es estupefaciente y narcótica, presentando cefaleas, vértigos, hipotensión, insuficiencia respiratoria. El aceite esencial parece ser el principal responsable de la toxicidad de esta planta. Por vía externa, se han descrito reacciones de hipersensibilidad al extracto hidroalcohólico y a sus constituyentes.

Contraindicaciones

Hipersensibilidad a sus principios activos. La combinación con ginkgo, vid roja, castaño de Indias es útil para tratar insuficiencias venosas. Como cicatrizante de llagas y heridas se utiliza con lavanda, rabo de gato, caléndula, equinácea y consuelda, mientras que con fucus y meliloto, se utiliza para la celulitis.

Cilantro, ver coriandro

Clavo de olor (Syzygium aromaticum)

Originario de Indonesia (islas Molucas). En la dinastía Han en China era costumbre, antes de hablar con el emperador, masticar esta planta por el mal aliento, también se uso para embalsamar cadáveres. Su nombre se debe a que sus yemas se parecen a un clavo.

Parte utilizada

Botones florales y yemas.

Principios activos

Aceite esencial (eugenol, es el del olor típico de los dentistas), fitoesteroles, taninos, flavonoides.

Propiedades

Carminativo, antiséptico expectorante, antiinflamatorio, alivia el dolor dental, antiespasmódico.

Posología

- Infusión 10 gr por litro 2 a 3 veces al día.

- Polvo: cápsulas con 200 mg 2 veces al día.

- Tintura: 50 a 60 gotas 2 veces al día.

- Extracto fluido 30 gotas 2 a 3 veces al día.

- Aceite esencial: 1 a 2 gotas 2 a 3 veces al día.

Indicaciones

Bronquitis, dolor de muelas, flatulencia, espasmos digestivos.

Efectos adversos

El aceite esencial es irritante de la piel, a altas dosis es neurotóxico.

Contraindicaciones

Embarazo, úlcera gástrica.

Interacciones

Con anticoagulantes.

Cola de caballo (Equisetum arvense)

Pertenece a una familia de plantas originadas en el mesozoico. Su nombre popular deriva de la forma de sus tallos, usada en Europa como diurético. Se la conoce como yerba del platero en Chile porque estos la utilizaban para pulir la plata por su alto contenido en sílice. La cola de caballo es una de las plantas más antiguas de la Tierra, hace más de 400 millones de años, en la era paleozoica, formaba bosques enteros. Su semblante es el reflejo de un tiempo remoto cuando la formación de las flores todavía no era posible y las plantas tenían una relación arcaica con el mundo mineral, el agua y la luz. Su nombre botánico, equisetum, se origina de la combinación de *equus,* caballo y *sacta,* cerda, ya que los tallos son tan duros como las cerdas de los caballos y *arvensis,* el nombre de la variedad, que significa campo y indica el hábitat de la planta.

Parte utilizada

Tallos estériles.

Principios activos

Sales minerales, en especial silíceas, esteroles, flavonoides. Ácido cafeico, ácidos fenólicos, alcaloides.

Propiedades

Diurética, remineralizante, cicatrizante.

Posología

- Extracto seco: 300 mg por cápsula 3 veces al día.

- Infusión: 1,5 gr de tallos secos por taza 3 a 4 veces al día.

- Tintura: 60m gotas 3 veces al día.

Indicaciones

Retención de líquido, hipertensión arterial, osteoporosis, edemas, cálculos renales, quemaduras, lesiones de piel.

Efectos adversos

Grandes dosis producen el efecto de la nicotina (fiebre en manos y pies, debilidad muscular, alteración del ritmo cardiaco, dificultad para caminar). Usar con cuidado en casos de edemas de insuficiencia renal y cardiaca.

Contraindicaciones

Embarazo, lactancia.

Interacciones

Nicotina.

Comino (Cuminum cyminum)

El comino (*Cuminum cyminum*) es originario de la región mediterránea oriental hasta la India oriental. Las culturas tradicionales lo utilizaban tanto en la cocina como en la medicina. Los egipcios también lo usaban para la momificación. El comino ha sido encontrado en sitios patrimoniales, incluido en la arqueología egipcia de siglo XVI a.C. Se cree que fueron los persas los primeros en cultivar el comino. Hoy en día sigue usándose como hierba medicinal y en la cocina en todo el Medio Oriente, África del Norte, Asia del Sur y partes de Europa del Sur. A esta planta se le atribuyen muchos beneficios, como diurético, dispéptico, carminativo. El comino pertenece a la familia de las umbelíferas, conjunto de plantas muy característico y se la reconoce por la típica disposición de sus flores en forma de umbela, esto es, como si se asemejara a un paraguas invertido, en el que todos los pedúnculos florales se juntan al tallo por el mismo punto.

Parte utilizada

Frutos.

Principios

Aceite esencial en cantidad variable (2 al 5%). Monoterpenos. Sesquiterpenos. Monoterpenales. Aldehídos. Cumarinas. Mono y sesquiterpenoles. Ésteres. Flavonoides. Taninos, resinas y gomas.

Propiedades

- Carminativo.

- Su aceite esencial sirve como relajante muscular.

- Es galactógeno acrecienta la leche materna en las madres lactantes.

- Regula la inapetencia si se le consume como aperitivo.

- Es un buen diurético.

- Es antiparasitario y antihelmíntico.

- Por su propiedad eupéptica favorece la digestión.

- Es un gran antiespasmódico.

- Es ligeramente hipoglucemiante.

- La forma de uso más común que se le da al comino en el mundo es en el aspecto culinario, se le emplea como condimento, en guisos, sopas, adobos, frituras, etc.

Indicaciones

- Diabetes.

- Inapetencia.

- Meteorismo.

- Dispepsias hiposecretoras.

- Espasmos gastrointestinales.

Contraindicaciones

En la etapa del embarazo y la lactancia, se puede tener alergia a su componente principal (aceite esencial). El aceite esencial es neurotóxico. Por vía externa es fototóxica, especialmente por el aldehído cumínico. Si se le da uso tópico se debe tener cuidado con el sol porque es foto sensitivo. Durante el embarazo no se recomienda su consumo debido a que, las semillas pueden provocar contracciones de la matriz o pérdidas.

Coriandro
(Coriandrum sativum L) o cilantro

Hierba anual de pequeña talla (30-60 cm) con hojas inferiores divididas en segmentos ovales dentados y las superiores laciniadas. Flores blancas o rosadas en umbelas. Fruto en diesquizocarpo. Natural de la Región Mediterránea y ampliamente cultivado, su nombre científico proviene de la palabra griega *Koris*, (insecto de olor fuerte) debido a su aroma típico. Es una de las especias más antiguas que se conocen. Con cuna en Asia, fue muy usada también en Egipto. Era parte de la repostería hebrea, tanto que se dice que sería uno de los ingredientes que llevaba el pan ázimo que comieron los judíos al escapar de Egipto. Los griegos y romanos lo utilizaban como aderezo y conservador de carnes. También se lo mezclaba con el vino para aumentar el efecto embriagador del alcohol. En tiempos de la conquista, fue una de las primeras especias que llegó a América, es por eso que es una de las más utilizadas en México, Chile y Perú.

Parte utilizada

Todas las partes de la planta son comestibles, sin embargo, son las hojas frescas y las semillas secas las de uso culinario más frecuente. Frutos (diesquizocarpos).

Principios activos

Aceite esencial (0,3-1%): Monoterpenos (10-20%): f-terpineno, pcimeno, limoneno. Monoterpenoles (60-80%): D-linalol.Esteres terpénicos (2-3%): acetato de geranilo. Monoterpenonas: alcanfor (7-9%). Trazas de cumarinas y furano-cumarinas: umbeliferona, bergapteno. Grasas (15-30%), cuyo insaponificable es rico en p y 5-sitosterol, triacantano, triacantonol, tricosanol, ácido A5 "-octadecanóico. Flavonoides: quercetol-3-glucurónido, rutósido, isoquercetol. Taninos. Acidos fenólicos.

Propiedades

- Aperitivo-eupéptico (aceite esencial). Carminativo (aceite esencial).

- Espasmolítico (aceite esencial). Analgésico local (aceite esencial).

- Estrogénico (aceite esencial).

- Antiséptico (aceite esencial).

- Fungicida (aceite esencial).

Aplicaciones

Meteorismo, digestiones lentas, gastritis, espasmos gastrointestinales, enterocolitis. Hipertensión arterial, enfermedad de Raynaud. Cistitis colibacilares, uretritis. Amenorrea, transtornos de la menopausia. En uso tópico: Artralgias, odontalgias.

Contraindicaciones

Embarazo, lactancia, ansiedad, insomnio (aceite esencial).

Posología

- Infusión al 2%, infundir 10 minutos. 2-3 tazas al día, después de las comidas.

- Tintura (1/5): 10-20 gotas/dosis, 2-3 veces/día después de las comidas.

- Extracto fluido (1 g = LII gotas): XXX-XL gotas/dosis, 2-3 veces/día.

- Aceite esencial: 1-111 gotas/dosis, 2-3 veces al día, después de las comidas.

Efectos adversos

Debe dosificarse con precaución, especialmente el aceite esencial, por su acción convulsivante a nivel del S.N.C. Por su contenido en furanocumarinas, puede provocar dermatitis de contacto y fotosensibilidad.

Interacciones

El coriandro podría disminuir la glucemia (los niveles del azúcar en la sangre). Se sugiere precaución al usar medicamentos que también podrían disminuir el azúcar. Podría disminuir la presión arterial. Se sugiere precaución en personas que ingieren medicamentos que disminuyen la presión arterial. También podría interferir con la manera en que el cuerpo procesa ciertos medicamentos al usar el sistema de enzimas citocromo P450 del hígado. Como resultado, los niveles de estos medicamentos podrían elevarse en la sangre, y los efectos podrían ser mayores o podría haber reacciones adversas potencialmente graves. Esta planta aumentaría el nivel de somnolencia causado por algunos medicamentos. Los ejemplos incluyen benzodiacepinas como lorazepam o diazepam, barbitúricos como fenobarbital, narcóticos como codeína, algunos antidepresivos y el alcohol.

Crisantelo (Chrysantellum indicum)

Planta anual de 20-30 cm con ramas postrado-erectas, hojas basales en roseta, las restantes alternas, profundamente bi y tripinnatisectas con largo peciolo que abraza parcialmente al tallo. Capítulos heterógamos largamente pedunculadas y con flores radiadas de color amarillo. Originaria de las montañas andinas de Perú y Bolivia e introducida a finales del siglo XIX en África.

Parte utilizada

Sumidades floridas.

Principios activos

ácidos fenil-carboxílicos: caféico y ciorogénico. Flavonoides: flavanonas (cridicto glucósido y iso-okanina-7-0-glucósiz), chalcona (okanina-41-0-glucósido) y flavana (luteolina-7-0-glucósido). Saponósidos: crisantelinas A (derivado del ácido equinocístico) y B (derivado cje la caulofiloaenina).

Propiedades

- Hepatoprotector (fiavonoides).

- Antirradicalar (flavonoides).

- Colerético (flavonoides, ácidos fenil-carboxílicos).

- Hipolipemiante (saponósidos).

- Vasoprotector capilarotropo, antiedematoso (flavonoides).

- Antilitiásico renal, biliar y salivar. Intestinal, especialmente activo frente a colibacilosis crónicas.

Indicaciones

Dislipemias. Disquinesias biliares, colecistitis crónicas. Hepatopatías: hepatitis, cirrosis, degeneración hepática de origenióxico. Vasculopatías: enfermedad de Raynaud, arteritis con acrocianosis del miembro inferior, várices, ateromatosis, hemorroides, disturbios de la microcirculación periférica, afecciones retinianas de origen vascular. Litiasis salivares, biliares y renales (especialmente las úricas). Colecistitis crónicas. Pancreatitis crónicas. Infecciones intestinales: enterocolitis y colibacilosis crónicas.

Posología

- Infusión al 4%, 5-4 tazas/día, antes de las comidas (litiasis renal).

- Infusión al 6%, 3-4 tazas/día, antes de las comidas (colecistitis).

- Extracto fluido: 2 g/dosis, 3-4 tomas/ día preferentemente antes de las comidas.

- Extracto seco (5:1): 400 mg/cápsula, 1-2 cápsulas por toma, 3-4 tomas/día antes de las comidas.

Cúrcuma (Curcuma Iomga) o Turmérico

En sánscrito, *Harida* significa "amarillo" y su color amarillo fuerte se asocia a su uso para limpiar el hígado, secar la humedad y mover cualquier estancamiento en la sangre. Originaria de India y Asia. Muy usada desde la Antigüedad en India como alimento y en China usada como medicamento. Su nombre deriva del árabe *kurkum* que significa azafrán, en India se la consideraba una planta sagrada.

Parte utilizada

Raíz.

Principios activos

Curcuminoides (curcumina), aceite esencial.

Propiedades

Protectora hepática, antiinflamatoria, colerética, antitumoral, hipoglucemiante, hipolipemiante, antioxidante.

Acción ayurvédica:

- *Lekhaniya*: Propiedad de eliminar desechos.

- *Dipana*: Enciende el fuego digestivo.

- *Prameha*: Efectivo para tratar diabetes.

- *Pandughna*: Útil para tratar anemias.

- *Raktashodhana*: Purifica la sangre.

- *Artavajanana*: Promueve la menstruación.

- *Jvaraghba*: Alivia la fiebre.

- *Visaghna*: Destruye la toxicidad.

- *Krmighna*: Elimina parásitos.

- *Kusthagna*: Elimina enfermedades de la piel.

- *Kandughna*: Detiene la picazón.

- *Vedanasthapana*: Analgésico.

- *Sandhaniya*: Recompone huesos rotos.

- *Sirovirecana*: Útil para mover el estancamiento de la cabeza.

- *Stanyasodhaka*: Purifica el pecho y la leche materna.

Acción biomédica:

Antibiótica, hemostática, emenagoga, carminativa (que favorece la disminución de gases en el tubo digestivo), antibacterial, antiinflamatoria, antioxidante, anticancerígena.

Indicaciones

Colesterol alto, patologías hepáticas, tumores, activar la bilis, carminativo, Local, para heridas.

Posología

- Decocción de la raíz al 1% 2 a 3 veces al día.

- Tintura: 40 gotas 2 a 3 veces al día.

- Extracto seco: 300 mg 2 a 3 veces al día.

- Polvo seco de raíz: 150 mg antes de cada comida principal.

- Extracto: fluido 50 gotas 3 veces al día.

Efectos adversos

A dosis indicadas no se conocen, a dosis mayores es irritante gástrico, el aceite esencial a dosis inadecuadas es neurotóxico y abortivo.

Contraindicaciones

Úlcera de estómago, obstrucción biliar, embarazo, lactancia, niños menores 6 años.

Interacciones

Con anticoagulantes, tomada junto a antiinflamatorios como indometacina, reduce el efecto de estos sobre la mucosa gástrica, pero en grandes dosis causa úlceras.

Diente de león (Taraxacum officinale)

Originaria de Europa y Asia. Su nombre proviene del árabe *tarakshaqum*, que significa hierba amarga, se la conoce popularmente como "amargón" y "achicoria de los pobres". En el siglo XI era indicada por los médicos árabes como planta curativa. No fue hasta el año 1000 que el nombre pasó al latín de la Edad Media por la mediación del médico árabe Avicena (Ibn Sinâ). La palabra *officinalis* del latín, significa "oficina", que más tarde se convertiría en "farmacia". La aparición masiva de esta planta es una especie de fenómeno cultural que tiene inicio sólo en los últimos siglos, desde que las fumigaciones de las praderas con el purín respaldan la propagación de esta especie. El diente de león es de la familia de las Asteráceas/Compuestas. Es una hierba perenne, nativa del hemisferio norte que se encuentra en forma silvestre en las praderas, pasto y terrenos de desperdicios de las zonas de clima templado. El diente de león se ha usado frecuentemente en la medicina nativa americana. Las tribus de los Iroquois, Ojibwe y Rappahannock preparaban la raíz de la hierba para tratar afecciones renales, malestar estomacal y acidez. En la medicina tradicional árabe, el diente de león se ha utilizado para tratar las dolencias del hígado y del bazo. En la medicina tradicional china el diente de león se usa con otras hierbas para tratar enfermedades hepáticas, para mejorar la respuesta inmunológica a las infecciones del tracto respiratorio superior, bronquitis o neumonía y en compresas para tratar la mastitis. La raíz del diente de león así como la hoja se usan en Europa para el tratamiento de las enfermedades gastrointestinales.

Parte utilizada

Raíz, hoja.

Principios activos

Ácido cafeico, cumarinas, flavonoides, triterpenos, esteroides, polisacáridos herogéneos y homogéneos, carotenoides, lactonas sesquiterpénicas minerales, resina, vitaminas.

Propiedades

Diurético, antiinflamatorio, colagogo, colerético, hipogluce-miante, aumenta el apetito.

Indicaciones

Retención de líquidos, *detoxicante*, mejorar las función hepa-tobiliar, problemas gastrointestinales, digestión lenta, dispepsias, anorexia, infecciones genitourinarias.

Posología

• Infusión de hojas seca: 4-10g 3 veces por día.

• Decocción de raíz: 1 a 2g 3 veces al día.

• Extracto fluido: 1 a 2ml 3 veces al día.

• Tintura: 5 ml 3 veces al día.

• Extracto seco de raíz: 0,5 a 2g repartidos en 3 tomas.

Efectos adversos

A dosis indicadas no se conocen, a dosis altas hiperacidez, gas-tritis. En algunos casos por contacto alergia en piel.

Contraindicaciones

Obstrucción biliar, no tomar con otros diuréticos, hipogluce-miantes orales, embarazo, lactancia, distanciar su toma con otros fitoterápicos o medicamentos, en algunas circunstancias puede provocar reacciónes alérgicas en los individuos sensibles a las as-teráceas.

Interacciones

Con diuréticos, medicamentos orales para diabetes.

Echinacea o Equinácea
(Echinacea angustififolia, pallida, purpurea)

Originaria del centro de Estados Unidos. El nombre echinacea tiene su origen del griego, quiere decir erizo. Muy usada por los nativos norteamericanos para diferentes afecciones e incluso para las picaduras de serpientes. La equinacea es una especie perteneciente de la familia de las Asteraceae, originaria del este de América del Norte. De las nueve especies identificadas, tres se usan como medicamento. Se han estudiado las raíces y las hierbas de las especies por beneficios para el sistema inmunitario.

Se comunicó del uso por vía oral de la equinácea en Europa y los Estados Unidos para ayudar a prevenir o tratar el resfriado. En los Estados Unidos, se cree que las ventas de equinácea conforman el 10% del mercado de los suplementos dietéticos. Se sugirió la aplicación de jugo de equinácea sobre la piel para la cicatrización de las heridas y el uso de equinácea por vía oral o venosa para las infecciones vaginales por cándida.

Parte utilizada

Raíz.

Principios activos

Alcamidas (isobutilamidas), equinacósido, resina, aceite esencial. Mucopolisacáridos, tusilagina, isotusilagina, ácidos fenólicos, alcaloides pirrolizidínicos.

Propiedades

Inmunomoduladora, inmunoestimulante, antiinflamatoria, antiinfecciosa, antiviral, cicatrizante.

Posología

- Decocción: 1g de raíz en 150 cc de agua 3 veces al día.

- Extracto seco: 500 mg 3 veces al día.

- Tintura: 50 a 660 gotas 3 veces al día.

- Extracto fluido: 0,5 a 1 ml 3 veces al día.

Indicaciones

Defensas bajas, gripe, problemas infecciosos de vías aéreas altas, bronquitis, hiperplasia benigna de próstata.

Efectos adversos

A dosis indicadas se desconocen, en altas dosis, nauseas, vértigo.

Contraindicaciones

Diabetes, esclerosis múltiple, SIDA, tuberculosis, leucemia, colagenosis, lupus. En general, enfermedades llamadas de autoinmunidad. No usar más de 8 semanas

Interacciones

Medicamentos inmunosupresores, corticoides, amiodorona, ketoconasol, esteroides anabolizantes, hipoglucemiantes.

Efedra (Ephedra sínica)

Subarbusto de aspecto junciforme con ramas erectas de hasta 1,5 m, estriadas longitudinalmente y organizadas en nudos y entrenudos. Hojas reducidas con escamas membranosas y sin clorofila, situadas a nivel de los nudos. Flores unisexuales. Habitat: de bosques perennifolios planifolios continentales de la Región Mediterránea.

Parte utilizada

Sumidad aérea.

Principios activos

Protoalcaloides. Flavonoides (flavonas y flavonoles). Proantocianidoles. Ramas: oxazolidona y alcaloides macrocíclicos.

Propiedades

- Simpaticomimético (protoalcaloides).

- Antitusivo, expectorante (protoalcaloides).

- Broncodilatador, por mecanismo nervioso y muscular.

- Analéptico respiratorio (protoalcaloides).

- Vasoconstrictor (protoalcaloides).

- Cardiotónico (protoalcaloides).

- Antihistamínico.

- Estimulante del sistema nervioso central (protoalcaloides).

Indicaciones

Asma bronquial, bronquitis, rinitis, disnea, enfisema, tos persistente. Alergias: fiebre del heno, conjuntivitis primaveral, urticaria. Hemicránea. Bloqueo cardíaco.

Posología

• Infusión al 2%, infundir 10 minutos, 2-3 tazas/día después de las comidas, para prevenir reacciones alérgicas.

• Extracto fluido (valorado en un 0,4% de alcaloides) (1 g = XL gotas): 3-5 g/día repartidos en 2-3 tomas.

• Clorhidrato de efedrina: 50-100 mg/día, repartidos en varias tomas, por vía oral.

Efectos adversos

Tener en cuenta, su contenido en protoalcaloides. Por su propiedad lipofílica, puede atravesar la barrera hematoencefálica: la efedrina puede producir ansiedad, temblores, insomnio y, excepcionalmente, psicosis tóxica; la norpseudoepinefrina (catina) se considera como una anfetamina natural, por su intenso efecto psicoestimulante-euforizante.

Contraindicaciones

Hipertensión, taquicardia, insuficiencia coronaria, hipertiroidismo. Diabetes, atonía vesical, hipertrofia prostática (disminuye la capacidad contráctil de la vejiga). Es incompatible con tratamientos con IMAO o digitálicos. Embarazo: la efedrina es teratógena.

Enebro (juniperus communis L)

Arbusto o arbolillo de 1-6 m de altura. Hojas dispuestas en tres filas, lineares, agudas y rígidas, con una raya blanca central muy visible. Fruto en cono carnoso de color negro-azulado cuando madura. Originario de matorrales y bosques claros de montaña, de gran parte del hemisferio norte.

Parte utilizada

Frutos.

Principios activos

- Aceite esencial (0,8-1,6%):

- Monoterpenos.

- Sesquiterpenos.

- Alcoholes terpénicos.

- Alcoholes sesquiterpénicos.

- Aldehído canfolénico.

- Cetonas mono y sesquiterpénicas: alcanfor.

- Cumarinas: umbeliferona.

- Principio amargo: juniperina.

- Resinas (8-10%).

- Ácidos orgánicos: acético, cafeico, clorogénico, entre otros.

- Flavonoides.

Propiedades

- Diurético salurético muy activo, aumenta la excreción urinaria hasta el 100% (aceite esencial, flavonoides).

- Oxitócico (aceite esencial).

- Antiséptico de las vías urinarias y respiratorias (aceite esencial).

- Antiinflamatorio (flavonoides).

- Expectorante (aceite esencial).

- Carminativo (aceite esencial).

Indicaciones

Oliguria, edemas. Hiperuricemia, gota y reumatismo. Litiasis renal. Infecciones urinarias: cistitis, uretritis, colibacilosis. Afecciones respiratorias: rinitis, faringitis, bronquitis, etc.

Contraindicaciones

Embarazo, por sus propiedades oxitócicas, insuficiencia renal, albuminuria, hematuria (aceite esencial).

Posología

Infusión al 5%, infundir 10 minutos, 2-3 tazas/día.
Extracto fluido (1 g = XL gotas): 5-10 g/día diluido en agua y repartido en 2-3 tomas.
Esencia: 1-2 gotas, 1-3 veces al día.
Extracto seco (5:1): 50-100 mg, 2-3 veces al día.

Efectos adversos:

A dosis elevadas, el aceite esencial, produce inflamación del parenquima renal e intestinal, pudiendo provocar hematuria, albuminuria y hemorragias intestinales.

Espárrago (Asparagus officinalis)

Planta de hasta 1,5 m de altura, con rizoma corto del que nacen brotes carnosos (turiones) y raíces. Hojas reducidas a escamas membranosas, de cuya axila parten ramitas filiformes. Flores amarillentas.Originaria de Oriente, se cultiva con profusión sobre suelos arenosos para la recolección.

En su forma silvestre, en la Antigua Grecia y Roma, esta plantase usó como diurético para limpiar los riñones y evitar la formación de cálculos renales. En la medicina asiática, la raíz del espárrago se utiliza para la tos, la diarrea y los problemas nerviosos. Las raíces de espárrago se usan en la medicina Ayurveda para la infertilidad masculina.

Parte utilizada

Rizoma y raíces.

Principios activos

Inulina y fructo-oligosacáridos. Glucósidos amargos: oficinalisnina I y II. Fitosteroles: 3-sitosterol. Saponósidos espirostánicos: asparagósidos. Acidos azufrados. Flavonoides: rutósido, quercetol, kenferol.

Propiedades

Diurético eliminador de cloruros (inulina, saponósidos). Hipotensor (saponósidos).

Indicaciones

Edemas. Hipertensión. Reumatismos. Hoy en día hay algunos trabajos científicos que hablan del espárrago y cáncer, hay que esperar más comprobaciones.

Posología

- Decoción al 6%, hervir 10 minutos, infundir 15 minutos, 3 tazas/día.

- Extracto fluido (1 g = XL gotas): 1-3 g/ dosis, 3 veces/día.

- Tintura (1:10): 50 gotas, 3 veces al día.

Contraindicaciones

Nefritis, pielonefritis, dado que los saponósidos actúan irritando el parénquima renal, pudiendo ocasionar disuria y hematurias.

Eucalipto (Eucalyptus globulus)

Árbol de gran tamaño, con tronco liso y hojas persistentes, falciformes y coriáceas. El eucalipto es originario de Australia y de Tasmania. Actualmente, crece en todas las regiones de clima subtropical. El nombre compuesto de la especie se origina del griego *eu* que significa "bueno" o "bonito" y *kaliptos* que quiere decir "escondido". El cáliz forma una dura cápsula que se desprende de su parte superior dando lugar a la floración. El nombre latín, *glóbulos* es un diminutivo de *globos* "bola" que expresa precisamente "pequeñas bolitas", por el aspecto de sus frutos. En inglés, se le conoce como *fever tree* árbol de la fiebre.

Parte utilizada

Hojas.

Principios activos

Aceite esencial (0,5-3.5 %): Monoterpenos. Sesquiterpenos. Alcoholes enfáticos y monoterpénicos. Sesquiterpenoles. Óxidos terpénicos: eucaliptol (70-80%). Aldehidos. Ácidos polifenóncos: caféico, gállco, ferúlico y gentísico. Flavonoides. Taninos y elagitaninos. Resina. Triterpenos: ácido ursólico y derivados.

Propiedades

Expectorante y fluidificante de la secreción bronquial (aceite esencial).Antiséptico respiratorio, intestinal y urogenital (aceite esencial).Hipoglucemiante suave. Febrífugo (aceite esencial). Astringente (taninos).

Indicaciones

Afecciones respiratorias: asma, bronquitis, rinitis, faringitis, amigdalitis, traqueitis, gripe, resfriados. Afecciones urogenitales: vaginitis, cistitis. Diabetes tipo II. Dermatitis candidiásica y bacteriana.

Posología

- Infusión al 2-5%, infundir 15 minutos, 2-3 tazas al día.

- Polvo encapsulado: 500 mg/cápsula, 4-8 cápsulas/día.

- Extracto fluido: 1-4 g/día.

- Extracto seco (5:1): hasta 1 g/día, repartido en 3 tomas.

- Aceite esencial: 1 a 3 gotas/dosis. Hasta 9 gotas/día.

- Jarabe (aceite esencial 1%, jarabe simple csp 100 g): 1 cucharada cada 8 horas.

Efecto adverso

A dosis altas, el aceite esencial puede originar gastroenteritis, náuseas, vómitos, hematuria, depresión respiratoria y coma. En personas sensibles, especialmente en niños, puede provocar broncoespasmos. En aplicación tópica algunas personas pueden presentar eczema y prurito.

Contraindicaciones

Embarazo, lactancia, niños menores de dos años (aceite esencial).

Fenogreco (Trigonella foenum graecun)

Originario de Europa y Asia, su nombre significa heno griego ya que en Grecia tuvo una importancia fundamental como planta forrajera, y ya se lo mencionaba también en el papiro de Ebers en Egipto. El uso de esta planta por parte del hombre es muy antiguo, se sabe que era una de las plantas empleadas por los egipcios en los procesos de embalsamado (tal vez por su peculiar aroma). Los usos de esta planta han sido muy diversos y se puede decir que acompaña a la humanidad desde sus comienzos. Un ejemplo de esto último puede encontrarse en la interconexión del árabe en el que la alholva o fenogreco se expresa mediante la palabra *Hulba* y en el chino mandarín la palabra *Hu lu ba, esto* nos muestra el significado y las profundas raíces de su uso en la historia de la humanidad. Las semillas en la gastronomía de la India se toman desecadas se emplean enteras y a veces ligeramente tostadas para realzar su sabor, o molidas, pero para ello hay que ponerlas en remojo antes. El empleo de las semillas enteras son uno de los ingredientes de la Halawa. Las semillas hay que usarlas con moderación ya que tienen un ligero sabor amargo. Las hojas verdes en Tailandia son tomadas crudas en ensaladas. En el Yemen se emplean las hojas como condimento principal en el plato nacional denominado Saltah. La alholva se emplea en la cocina de Irán en la receta del Ghormeh Sabzi. La semilla de alholva se usa ampliamente como galactogogo (agente productor de leche) por madres lactantes. Se le ha asociado también con el incremento del tamaño de mamas.

Parte utilizada

Semillas.

Principios

Activos: alcaloides (trigonellina), proteínas, aminoácidos, flavonoides, saponinas, cumarinas, minerales y vitaminas (ácido nicotínico), mucílagos.

Propiedades

Hipocolesteromiante, hipoglucémico.

Indicaciones

Colesterol alto, diabetes.

Posología

1 a 6 g de la semilla triturada por día.

Efectos secundarios

No se conocen.

Contraindicaciones

Embarazo (por su actividad estimulante del músculo uterino), lactancia.

Interacciones

No administrar con antidiabéticos, tener cuidado si se toman antidepresivos tipo IMAO, terapia hormonal y anticoagulantes. Por su contenido en mucílagos puede interferir la absorción de otros fármacos.

Garra del diablo ver Harpagofito

Ginseng (Panax ginseng)

Originario de China, Japón, Vietnam. Su nombre deriva de dos fuentes, la primera del griego, *pan* que significa todo y *axos* curación (Panacea, nombre de la diosa griega que lo cura todo), mientras que la segunda proviene de China donde el ginseng (*rensheng* es raíz con forma de hombre), es utilizado desde hace 4000 años. El término ginseng se refiere a varias especies del género *Panax* de la familia Araliaceae. Las dos especies de ginseng más comúnmente usadas son el ginseng asiático (*Panax ginseng* C.A.Mey.) y el ginseng americano (*Panax quinquefolius* L.). Las especies *Panax* no deberían confundirse con el ginseng siberiano (*Eleutherococcus senticosus*), que es de una familia botánica diferente. El *Panax ginseng* fue usado en la medicina china tradicional (MTC, TCM) durante más de 2.000 años. Sus diversas aplicaciones encierran aumento de apetito y fuerza, potenciador de memoria y desempeño físico, reductor de fatiga y estrés y mejora de la calidad de vida en general. El shengmai (también llamado shenmai) es una combinación de *Panax ginseng*, fruto de la *Schisandra* y *Ophiopogon japonicus*, que ha sido usado en la MCT para tratar condiciones como la cardiopatía coronaria y la enfermedad pulmonar obstructiva crónica (EPOC, COPD). Existen dos tipos, el blanco y el rojo, su diferencia consiste en que este último sufre una cocción al vapor que le da su color típico.

Parte utilizada

Raíz.

Principios activos

Saponinas triterpénicas (ginsenósidos diferentes), aceite esencial. Azúcares, enzimas, Vit B y C, oligoelementos, ácidos fenólicos, proteínas, esteroides.

Propiedades

Adaptógeno, tónico, hipoglucemiante, hipolipemiante, inmunomodulador, estimulante sexual.

Posología

- Decocción 6g de raíz en ½ litro de agua tomar 3 a 4 veces al día.

- Polvo de raíz: 500 mg 3 veces al día.

- Extracto seco: 200 mg 3 veces por día.

- Tintura: 30 gotas 3 veces al día.

Propiedades

- Adaptógeno, antiestrés (ginsenósidos).

- Antioxidante, antirradicalar (ginsenósidos).

- Estimulante general y del S.N.C. (ginsenósidos).

- Antagonista de sustancias depresoras como alcohol.

- Inmunomodulador (polisacáridos).

- Hipoglucemiante (panaxanos).

- Hepatoprotector (ginsenósidos).

- Anabolizante, estimulador de la síntesis proteica (ginsenósidos).

- Hipolipemiante.

- Antiagregante plaquetario, fibrinolítico.

- Emenagogo (fitoestrógenos).

- Afrodisíaco a nivel espino-sacro (ginsenósidos).

Indicaciones

Estrés, decaimiento físico y mental, fatiga, astenia, enfermedades crónicas, mejorar el interés sexual.

Efectos adversos

A dosis indicadas, se desconocen; a sobredosis, hipertensión arterial, insomnio, erupciones cutáneas, diarreas, agitación, taquicardia, nerviosismo, ginecomastia, dolores mamarios.

Contraindicaciones

Embarazo, lactancia, hipertensión, enfermedades psiquiátritas, enfermedades agudas, hemorragias, gastritis, úlcera gastroduodenal, divertículos intestinales.

Interacciones

Digoxina, hipoglucemiantes, warfarina, vacuna de la gripe, café, guaraná, estrógenos, inhibidores de la IMAO, xantinas.

Hamamelis (Hamamelis virginiana)

Originaria de América del Norte, su nombre proviene del griego *hama* que significa simultáneo y melón, fruto. Algunos hablan de que es un derivado de la palabra manzana. Hoy en día es muy usado en cosmética. El hamamelis es una planta muy conocida y con una larga historia de uso en las Américas, esta planta era conocida por los nativos norteamericanos como un tratamiento para tumores e inflamaciones del ojo. Posee propiedades astringentes y vasoconstrictoras en heridas, refrescantes, hemostáticas, vitamínicas, antimicrobianas y descongestionantes. Inhibe la transpiración y atenúa la inflamación de las extremidades. Mejora la resistencia de los pequeños vasos sanguíneos y evita que se rompan. Mejora la circulación venosa, en especial, en tratamiento de congestiones venosas pélvicas, hemorroides, várices, flebitis. La sangre depurada limpia los *srotas* permitiendo la afluencia vital de la sangre a todo el organismo. La limpieza de los *srotas* es esencial para evitar las várices y la acumulación de sustancias residuales que son una de las causas del endurecimiento de arterias.

Parte utilizada

Corteza y hoja.

Principios activos

Flavonoides, taninos, catequinas, aceite esencial, saponinas.

Propiedades

Astringente, antiinflamatorio, antihemorrágico, vasoprotector, descongestionante ocular, antidiarreico, cicatrizante.

Indicaciones

Várices, hemorroides, flebitis, fragilidad capilar, aplicación dermatológica (como antiinflamatorio), faringitis, estomatitis.

Posología

• Infusión hojas: 2 g tres veces al día.

• Decocción corteza: 30 a 60 g 2 a 3 tazas al día.

• Agua de hamamelis.

• Supositorios para hemorroides.

• Extracto fluido: 2 a 4 ml 3 veces al día.

• Extracto seco: 0,5 a 1,8 g repartidos en el día.

Efectos secundarios

A dosis normales se desconocen, con sobredosis, blefaritis, conjuntivitis, edema.

Contraindicaciones

Lesiones del aparato digestivo (úlceras, gastritis, colitis ulcerosa, pólipos), embarazo, lactancia.

Interacciones

Con el hierro (por los taninos interfiere en su absorción en el aparato digestivo).

Harpagofito o garra del diablo (Harpagophytum procumbens)

Originario de África. Esta planta fue introducida en Europa como antirreumática. Debido a que estuvo en peligro de extinción, el gobierno tomo medidas protectoras de la misma. En sus países de origen, Namibia y Sudáfrica, la garra del diablo ha sido utilizada desde antaño por las poblaciones indígenas contra los problemas digestivos, el estreñimiento, las enfermedades de la sangre, antifebril y para aliviar dolores, como por ejemplo, los del parto y para las heridas, úlceras y forúnculos cutáneos, y sobre todo como antirreumático. En occidente empezaron a conocer las aplicaciones medicinales de la planta gracias a un soldado de las tropas alemanas y futuro colono, G.H.Mehnert, que durante la rebelión de los Hotentotes y de los Hereros en 1904 -1906 adquirió estos conocimientos fitoterapéuticos de un chamán indígena. En Europa, donde fue introducida por primera vez por O.H. Volk en el año 1953, la raíz de la garra del diablo se utilizó principalmente para las enfermedades metabólicas. La ciencia constató rápidamente que era particularmente eficaz contra la artrosis. La planta debe su nombre de garra del diablo, a los poderosos garfios de sus frutos que se clavan en las patas de los animales causándoles fuertes molestias y pudiéndoles incluso provocar la muerte. El nombre científico, se debe a la forma de sus frutos lígneos,

Parte utilizada

Raíces.

Principios activos

Iridoides (hapagósidos, procumbósidos), flavonoides, aceite esencial, azúcares, aminoácidos, fenoles, triterpenos, esteroides.

Propiedades

Antiinflamatorio, amargo digestivo, orexígeno.

Posología

- Decocción: 1 a 2 grs de raíz 3 veces al día.

- Tintura: 30 a 40 gotas 3 veces al día.

- Extracto seco: 500 mgs 2 a 3 veces al día.

- Extracto fluido: 20 a 30 gotas 3 veces al día.

Indicaciones

Procesos reumáticos, (artrosis), anorexia, dispepsias

Efectos adversos

En general es bien tolerado; en algunos casos, cefalea, falta de apetito, zumbido en oídos e intolerancia gástrica.

Contraindicaciones

Embarazo, úlcera gástrica, colon irritable, litiasis vesicular.

Interacciones

Antidiabéticos orales.

Hidrastis (Hydrastis canadensis)

Es una planta herbácea vivaz de hasta 50cm, con rizoma del que parten tallos erectos en cuyo ápice se insertan 2 hojas palmatilobuladas. Flores pequeñas, blancas, solitarias y terminales. Fruto carnoso compuesto. Su origen es la zona oriental de Canadá y Estados Unidos, actualmente se cultiva en otras zonas de América del Norte y Europa. El Sello de oro fue usado por los indios Cherokee para tratar la indigestión y la falta de apetito. Por otro lado, los indios Iroquois lo utilizaban para preparar infusiones como tratamientos para la tos ferina, infecciones y enfermedades hepáticas, fiebres intermitentes y problemas cardíacos, trastornos de la piel, infecciones oculares y como desinfectante para heridas purulentas. Los colonizadores europeos aprendieron los propiedad de esta hierba a través de los indígenas americanos y la integraron rápidamente como parte del cuidado médico durante los primeros años de la colonización, siendo extremamente popular, junto con otras plantas medicinales que utilizaron los "Eclécticos Doctores" del Siglo XIX.

Parte utilizada

Rizoma.

Principios activos

Alcaloides derivados de la bencilisoquinoleína.

Propiedades

Vasoconstrictor hemostático (hidrastina, que actúa sobre el centro vasomotor bulbar). Vasoconstrictor, actúa sobre la musculatura lisa de los vasos, incluso en aplicación tópica (alcaloides).Oxitócico (alcaloides).

Indicado

Metrorragias, menorragia, hemorragias posparto. En aplicación tópica, hemorroides, úlceras en miembros inferiores.

Posología

- Decoción al 6%, hervir 5 minutos e infundir 10 minutos, 2-3 tazas de 100 ml al día.

- Extracto fluido (valorado al 2% en hidrastina): (1 g = XLVI gotas) 20-30 gotas/dosis, 2-3 tomas día. .

- Tintura (valorada con un 2% en alcaloides totales): 40-50 gotas/dosis, 2-3 veces/día.

Efectos adversos

Tener cuidado pror su contenido en alcaloides. La sobredosificación afecta al sistema nervioso autónomo y comporta hipertensión. Su uso prolongado puede llevar a una disminución en la absorción de vitaminas del grupo B. En aplicación como pomada para las várices se usa con viburno, castaño de indias y hamamelis.

Hinojo (Foeniculum vulgare)

Originario de Europa. Su uso proviene de hace 2.000 años, los Fenicios lo utilizaban para invocar las lluvias en el solsticio de verano. Su nombre proviene del latín *foenum* que quiere decir pequeño heno. En Roma el hinojo era muy usado.

Parte utilizada

Los frutos (semillas).

Principios activos

Aceite esencial (acetol, estragol, anetol etc.), flavonoides, hidroxicumarinas, furanocumarinas, piranocumarinas.

Propiedades

Aperitivo, eupéptico (mejora la motilidad del estómago, antiflatulento, antiespasmódico, antibacteriano, antiinflamatorio, estrogénico, expectorante.

Posología

* Infusión al 2%: 3 tazas al día.

* Extracto seco: 0,5 a 2g diarios.

* Extracto fluido: 2 a 7 gotas 3 veces al día.

Indicaciones

Meteorismo, digestión lenta, cólicos digestivos, inflamación de vías respiratorias, tos improductiva. Muy bueno para Pitta.

Efectos adversos

A dosis indicadas, no se conocen; a dosis mayores, convulsiones, alucinaciones. Contraindicaciones: niños menores de 12 años, embarazadas, antecedentes de epilepsia, lactancia, hipersensibilidad al hinojo.

Interacciones

Ciprofloxacina (antibiótico).

Incienso (Boswellia serrata)

Originaria de la India y África del Norte. Usada desde milenios en India, China y África del Norte, en Egipto se usaba para ceremonias religiosas, al igual que en la actualidad, en la religión católica. Los extractos de las resinas de *Boswellia* fueron usados durante años en los países africanos y en la medicina ayurvédica en India para el tratamiento de diversas enfermedades. Se descubrió que los extractos de las resinas del árbol de esta planta tienen efectos antiinflamatorios. Los estudios con animales y de laboratorio sugieren un posible beneficio en las condiciones inflamatorias tal como la enfermedad intestinal inflamatoria, artritis reumatoidea, y artrosis. En comparación con los antiinflamatorios no esteroides (AINEs, NSAIDs), el uso prolongado de la *Boswellia* ha demostrado efectos secundarios menores.

Parte utilizada

Resina del tronco.

Principios activos

Triterpenos. Ácido boswélico (aceite esencial).

Propiedades

Antiinflamatorio, antioxidante, analgésico.

Posología

• Gomo-resina: 300 mg 3 veces al día

• Extracto seco: 400 a 1200 mg 2 a 3 veces al día

Indicaciones

Artritis, colitis ulcerosa.

Efectos adversos

A dosis indicadas, bien tolerada; en algunos casos, malestares gastrointestinales, alergias cutáneas.

Contraindicaciones

Embarazo, lactancia.

Interacciones

Algunos medicamentos antiasmáticos.

Jengibre (Zingiber officinale)

Originario de Asia tropical (India, China). Su uso data de hace 2.000 años, siendo China el país que mayor uso hizo del mismo (dinastía Han, 25 a 220 dC) aunque también ya se los mencionaba en los antiguos escritos sánscritos de India. Zingiber deriva de la palabra del hindú *shringavera*, los griegos y romanos hicieron buen uso del mismo y en algún momento en el Siglo XVI una libra de jengibre tenía el costo de una oveja. En sánscrito es *singavera*, que significa "cuerpo de cuerno" (ga: "cuerno" y vera: "cuerpo, berenjena, azafrán, boca"). Recordemos Ayurveda reconoce a las 3 raíces de oro como triyajhad: ellas son el ajo, la cebolla y el jengibre.

Parte utilizada

- Raíces enteras frescas, que proveen el sabor más fresco.

- Raíces secas.

- Jengibre en polvo, que se prepara moliendo la raíz seca.

- En conserva o confitado, para el que raíces tiernas y frescas se tajan y se cocinan en un sirope de azúcar espeso.

- Jengibre cristalizado, que también se cocina en sirope de azúcar, se seca al aire y se recubre en azúcar.

- Jengibre encurtido: se cortan tajadas muy delgadas y se meten en vinagre. Este encurtido, que en Japón se llama *gari*, a menudo se sirve con el sushi para refrescar el paladar entre cada plato.

Principios activos

Aceite esencial, principios picantes (gingeroles, zingibereno, sogaoles, etc.), azúcares.

Propiedades

Antiemético, antiulceroso, antiagregante plaquetario, antioxidante, antiaterosclerótico, antiinflamatorio, antimicrobiano.

Indicaciones

Náuseas, vómitos, mareos de viaje (*jet lag*), náuseas del embarazo o pos quirúrgicas, úlcera gastrodudenal, colesterol alto, procesos inflamatorios, anorexia, dispepsias.

Posología

- Decocción: 3 g por taza, 3 veces al día.

- Extracto fluido: 25 gotas antes de las comidas.

- Tintura: 50 gotas 3 veces al día.

- Extracto seco: 200 a 1000 mg por cápsula, tomar antes de viajar.

- Polvo: 0,25 a 1 g tres veces por día.

- Aceite esencial: 1 a 2 gotas sobre un terrón de azúcar o una cucharadita de miel. Externamente, para dolores musculares en masajes.

Efectos adversos

A dosis adecuadas no se conocen, aunque en algunos casos con dosis elevadas se puede producir ardor de estómago.

Contraindicaciones

Obstrucción biliar, lactancia.

Interacciones

Se aconseja no usar a dosis elevadas con caso de tomar anticoagulantes, medicación para la insuficiencia cardiaca, o para diabetes, En cuanto al estómago, algunos investigadores sostienen que puede inhibir la acción de medicamentos que se toman para la úlcera gastroduodenal (antiácidos), mientras que otros dicen que protege la mucosa del estómago en caso de gastritis o úlcera.

Laurel (Laurus nobilis)

El laurel en general se utiliza primordialmente para dar sabor a los alimentos, y los chefs de cocinas étnicas, desde la italiana hasta la tailandesa, lo han empleado. También se usa frecuentemente en condimentación exenta de sal.

Hay una creencia de que el laurel es útil para tratar úlceras gástricas, glucemia alta, migrañas e infecciones. Esta planta y las bayas se han empleado por sus propiedades astringentes, diaforéticas (promueven la transpiración), carminativas (promueven la digestión), y estomacales (tonifican y fortalecen el estómago). En la Edad Media se sostenía que el laurel inducía abortos. Según la tradición, las bayas del árbol de laurel se emplearon para tratar furúnculos. El aceite esencial de la hoja del *Laurus nobilis* se ha usado como remedio antiepiléptico en la medicina tradicional iraní.

Parte utilizada

Las hojas, los frutos.

Principios activos

* Hojas: Aceite esencial (1%): cineol, eugenol, lactonas sesquiterpénicas, taninos.

* Frutos: Aceite esencial (2-3%): cineol (30-50%), pineno (10%), linalol (10%), geraniol, sabineno, limoneno, canfeno, p-cimeno; lactonas sesquiterpénicas (costunólida, laurenobiólida. Lípidos (25%): glicéridos de los ácidos láurico, oléico, palmítico y linoléico.

Propiedades

El aceite esencial produce un efecto antiséptico, expectorante, carminativo y espasmolítico. Las lactonas sesquiterpénicas (principio amargo) presentan además una acción estimulante del apetito, digestiva y colagoga. El aceite esencial, en uso tópico, es pediculicida y rubefaciente. Popularmente también se usó como emenagogo y antihemorroidal.

Indicaciones

Anorexia, dispepsias hiposecretoras, espasmos gastrointestinales, meteorismo, bronquitis crónicas, enfisema, asma. Tópicamente: estomatitis, faringitis, sinusitis; el aceite obtenido de los frutos ("manteca de laurel") se usa en inflamaciones osteoarticulares y pediculosis.

Posología

Uso interno:

- Uso alimentario, como condimento.

- Infusión: 3 o 4 hojas por taza. Infundir 10 minutos. 2 o 3 tazas al día, antes o después de las comidas.

- Tintura (1:10): 30 gotas, 3 veces al día.

- Aceite esencial: 2-4 gotas, 2 veces al día.

Uso tópico:

- Decocción: 5 hojas por taza, hervir 3 minutos. Emplear en forma de colutorios, gargarismos o compresas sobre la frente (sinusitis).

- Aceite, alcoholaturo de Fioravanti, como antirreumático tópico o parasiticida.

Efectos adversos

El aceite esencial y las trazas de alcaloides, pueden ejercer una acción tóxica sobre el sistema nervioso. El mayor peligro deriva de su confusión con el laurel-cerezo, que contiene abundantes heterósidos cianogénicos. Dada la presencia de lactonas y los taninos, las infusiones concentradas pueden producir una irritación de la mucosa gástrica.

Contraindicaciones

Salvo indicación expresa, se recomienda abstenerse de prescribir aceites esenciales por vía interna durante el embarazo, la lactancia, a niños menores de seis años o a pacientes con gastritis, úlceras gastroduodenales, síndrome del intestino irritable, colitis ulcerosa, enfermedad de Crohn, hepatopatías, epilepsia, Parkinson u otras enfermedades neurológicas. No indicar, ni aplicar tópicamente a niños menores de seis años ni a personas con alergias respiratorias o con hipersensibilidad conocida a éste u otros aceites esenciales.

Lino (Linum usitatissimum)

Planta herbácea anual, de hasta 1 m de altura, con tallos erectos que se ramifican en su extremo. Hojas estrechas, lanceoladas. Flores azules terminales y solitarias. Fruto en cápsula globuloso, conteniendo numerosas semillas aplanadas de color pardo brillante. Originario, posiblemente, del Cáucaso. Naturalizado por gran parte del hemisferio norte. Se cultiva para la elaboración de fibra textil y por sus semillas.

Parte utilizada

Frutos.

Principios activos

Mucilago urónico. Aceite (30-40%). Glucósidos cianogenéticos; Monoglucósidos: linamarina, ácido cianhídrico y acetona). Diglucósidos. Sales potásicas y magnésicas. Fosfolípidos: lecitina (0,8%). Tanino. Resina. Fitosteroles.

Propiedades

Demulcente (mucílagos). Emoliente (aceite). Vitamina F (aceite): demulcente y suavizante de la piel. Laxante mecánico (mucílagos). Hipolipemiante (aceite).

Indicaciones

Estreñimiento crónico. Gastritis, enteritis, síndrome del intestino irritable. Catarros, faringitis, bronquitis. Cistitis, uretritis. Hiperlipidemias.

En uso tópico: Dermatitis, eczemas, furúnculos y abscesos.

Posología

- Semillas enteras (no trituradas).

- Macerado al 10%, 3 cucharadas por litro de agua, macerar toda la noche y tomar 3-4 tazas/día.

- Decocción al 2%: hervir 1 minuto e infundir 10 minutos, 2-3 tazas/día.

- Aceite linaza: 1-2 cucharadas/dosis, antes de las comidas, como protector de mucosas, antiácido y laxante-lubrificante.

Efecto adverso

El harina de linaza libera por hidrólisis 20-50%, de ácido cianhídrico. Por otro lado, la semilla contiene una proteína tóxica denominada lineína, que hace que la harina resulte tóxica por vía interna. Esto no ocurre con las semillas enteras, ya que no se digieren y actúan los mucílagos de la cubierta seminal que son los responsables de la acción laxante y demulcente de las semillas de lino.

Contraindicaciones

Obstrucción esofágica, pilórica o intestinal, íleo paralítico.

Llantén mayor (Plantago major L)

Planta herbácea de hasta 40 cm. Hojas en roseta, grandes, aovadas, de enteras a sinuosas y con largo pecíolo. Inflorescencias terminales en espiga de flores poco vistosas. Fruto en pixidio. Es Euroasiática y Norafricana, en linderos de campos y zonas nitrificadas, con suelos frescos y profundos.

Parte utilizada

Sumidad aérea.

Principios activos

Glucósidos iridoides (0,3-2,5%): aucubósido, catalpol. Mucílagos (6,5%). Taninos. Ácidos fenil-carboxílicos. Cumarina: esculetina. Pectina. Sales minerales silícicas, potásicas y de zinc. Esteres osídicos del ácido cafeico. Flavonoides.

Propiedades

• Antiinflamatorio.

• Demulcente (mucílagos, pectina).

• Diurético azotúrico (sales potásicas, flavonoides).

• Astringente (taninos).

• Antihemorrágico (taninos).

• Antialérgico (aucubósido).

• Expectorante (mucílagos).

• Hipocolesterolemiante (pectina).

- Bacteriostático (iridoides).

Indicaciones

Gastroenteritis, diarreas, disenterías. Catarros, faringitis, traqueitis, bronquitis. Cistitis, pielonefritis, hematurias, metrorragias.

En uso tópico: inflamaciones conjuntivales y nasales (blefaroconjuntivitis, rinitis alérgica). Gingivitis. Úlceras varicosas. Prurito, eccema, urticaria, hemorroides con irritación y dolor.

Posología

- Infusión al 10%, infundir 15 minutos, 3 tazas/día.

- Extracto fluido (1g = XXXVII gotas): 1-2g/dosis, 3-4 veces/día.

- Extracto seco (5:1): 300mg/cápsula, 1-4 cápsulas al día.

- En el tratamiento de las hemorroides, suele asociarse al rusco, viña roja y hamamelis.

Loto (Nelumbo nucifera)

El loto ha sido usado en Egipto, el Medio Oriente, la India y China desde tiempos inmemoriales, principalmente como alimento, pero también como medicina. Las flores, las semillas, las hojas, los frutos y los rizomas del loto son comestibles. Los pétalos de la flor se utilizan como un envoltorio para alimentos en Asia, y el rizoma es un ingrediente común en sopas y salteados. Las flores, las hojas, las semillas y los frutos del loto fueron utilizados tradicionalmente para tratar diversas condiciones, incluyendo la diarrea, la hemorragia anormal, la mala digestión, la fiebre y el insomnio.

Partes utilizadas

Hojas.

Principios activos

Heterósidos flavónicos, trazas de compuestos cianogénicos.

Propiedades

Sedante del sistema nervioso central, espasmolítico, antiinflamatorio en uso externo.

Indicaciones

Distonías neurovegetativas: ansiedad, insomnio, taquicardia, palpitaciones, depresión, migrañas, vértigo; espasmos gastrointestinales, dismenorrea, hipertensión, distonías neurovegetativas asociadas al climaterio.

Posología

Uso interno:

- Infusión: una cucharada de postre por taza. Infundir 10 minutos. 3 o 4 tazas al día: antes de las comidas y de acostarse.

- Extracto fluido (1:1): 30-50 gotas, 1 a 3 veces al día.

- Tintura (1:5): 50-100 gotas, 1 a 3 veces al día.

- Extracto seco (5:1): 0,3 a 1 g/día.

- Jarabe (20% de extracto fluido): 2 a 4 cucharadas soperas al día.

Uso externo:

Infusión: aplicada en forma de compresas o lociones.

Lúpulo (Humulus lupulus)

El lúpulo es una planta trepadora vivaz, de la familia de las cannabáceas que puede llegar a alcanzar los 12 metros de longitud. En primavera el rizoma ramificado da nacimiento a unos tallos delgados, sarmentosos y volubles, recubiertos de pelos cortos y ganchudos que permiten la adhesión perfecta a los soportes. El nombre del género *Humulus*, que data de la Edad Media, provendría del nombre eslavo *chmele* (lúpulo) o del antiguo termino germánico *Humel* ou *Humela* (portador de frutas). La idea según la cual el nombre deriva del latín humus, tierra, es ciertamente errónea. Lupulus, es el diminutivo de *lupus*, que significalobo, en alusión al hecho de que sus tallos flexibles trepan enroscándose a los árboles como estrangulando las plantas. Esta planta es conocido desde la Antigüedad, pero no fue *utlizado* ni como medicamento ni como componente amargo para la producción de la cerveza. Fue recién en el siglo VIII que el médico árabe Mésué, elogiaba un jarabe como remedio eficaz contra las fiebres biliares

Parte utilizada

Conos o estróbilos femeninos.

Principios activos

Aceite esencial (0,3-1%): Monoterpenos. Sesquiterpenos. Esteres alifáticos. Esteres terpénicos. Cetonas. Ácido valeriánico. Principios amargos resinosos (15-30%). Principios estrogénicos. Aminas: trazas de histamina. Sales minerales, sobre todo potásicas. Taninos (2-4%).

Propiedades

- Sedante del sistema nervioso de relación (aceite esencial).

- Amargo-eupéptico (principios amargos resinosos).

- Espasmolítico (aceite esencial, flavonoides).

- Bactericostático y bactericida, activo frente a Gram. Fungistático. Estrogénico (fitoestrógenos). Antiandrogénico, por su acción a nivel suprarrenal y testicular (fitoestrógenos).

Indicaciones

Anorexia nerviosa, gastritis crónica hiposecretora, espasmos gastrointestinales, hepato-colecistitis crónica, angiocolitis. Neuralgias. Ansiedad, insomnio. Híper-excitabilidad sexual masculina. Insuficiencia ovárica hipoestrogénica ("acaloradas") de diversos orígenes: yatrogénicas, por ovarectomía, por premenopausia o menopausia. Eretismo cardiovascular. Enfermedades infecciosas (tuberculosis pulmonar, lepra, disentería bacteriana). Dermatósis micótica (uso externo), especialmente en tiñas y candidiasis. Tópicamente: úlceras crurales y acné juvenil (por su actividad antiondrogénica).

Posología

- Infusión al 1%: infundir 5 minutos, 3 tazas/día como hipnótico.

- Extracto fluido (1 g = LII gotas): 0,5-1 g/ dosis, 2-3 tomas al día. Dosis máxima: 6 g/día, repartidos en varias tomas.

- Extracto seco (5:1): 100 mg/cápsula, 1-3 cápsulas/día.

- Polvo: 150-300 mg/cápsula, 3-6 cápsulas al día

Efecto adverso

Los principios amargos resinosos parecen ser los compuestos más tóxicos del lúpulo. La sobredosificación de esta droga y sus derivados galénicos, ocasiona náuseas y vómitos.

Contrindicaciones

Síndromes que cursen con hiperestrogenia.

Maíz (Zea mays)

Planta herbácea de gran tamaño (hasta 2,5 m), con tallos erectos provistos de hojas anchas lanceoladas y abrazantes. Flores masculinas reunidas en panículas terminales, las femeninas en espigas de gran tamaño. Originaria de América del Sur, se cultiva en todo el mundo.

Parte utilizada

Estilos e insaponificable del aceite de germen de maíz.

Principios activos

Estilos: Saponósidos (10%).Fitosteroles: sitosterol y estigmasterol. Alantoína.Betaína. Taninos (11-13%). Resinas: Antocianósidos. Aceite esencial (0,1%): carvacrol y otros terpenos. Sales minerales: Potasio, calcio, magnesio, sodio, hierro.Ácido maizérico. Ácidos orgánicos: málico, tartárico. Vitaminas C y K.Mucílagos.

Propiedades

Diurético uricosúrico y fosfatúrico (sales minerales). Antiespasmódico, especialmente sobre las vías urinarias. Antiinflamatorio en afecciones de vías urinarias, tanto agudas como crónicas (alantoína). Cicatrizante (alantoína). Antialergénico. Ligeramente hipoglucemiante. Insaponificable: Antiinflamatorio, antirradicalar.

Indicaciones

Estilos: Afecciones de vías urinarias: cistitis, nefritis, cistopielitis, uretritis. Oliguria, litiasis urinaria (fosfatídica, oxálica y úrica), gota, edemas. Hipertensión arterial. Enuresis nocturna. Prostatitis. Úlceras gastroduodenales. Heridas. Alergias. Diabetes tipo II. Insaponificable: Piorreas alveolodentarias.

Posología

- Infusión al 5%: 2-3 tazas/día.

- Extracto fluido (1 g = XL gotas): 4-8 g/ día repartidos en varias tomas

- Extracto seco (5:1): 300 mg/cápsula, 3 cápsulas/día.

- Insaponificable: 15-20 mg/cápsula, 2-3 cápsulas al día.

Contraindicaciones

Embarazo: el extracto acuoso de estilos de maíz se usa popularmente como abortivo y antidismenorréico, se comprobó experimentalmente su efecto oxitócico.

Malva (malva sylvestri)

Planta bianual o perenne, provista de pelos estrellados, con tallos de 30-50 cm, derechos o ascendentes. Hojas palmatifidas con lóbulos más o menos profundos, crenulados. Flores de 2-3 cm de color rosa-violáceo, venado de rojo. Originaria de Eurasia, Norte de África y Norteamérica.

Parte utilizada

Flores.

Principios activos

Principalmente mucílagos: en las flores alrededor de un 10% y en las hojas varía del 8 al 10%. También contienen flavonoides, ácidos fenoles, escopoletol y pequeñas cantidades de taninos. Las flores contienen antocianósidos y las hojas, componentes sulfatados.

Propiedades

Demulcente, por su contenido en mucílagos actúan desinflamando las mucosas del tracto respiratorio y digestivo, y como laxante mecánico suave, por su efecto aumentador de la masa fecal. Las flores por su coloración (antocianósidos) se emplean para ornamentar tisanas y como colorante alimentario.

Indicaciones

Reflujo gastroesofágico, gastritis, úlceras gastroduodenales, enteritis, estreñimiento. Cistitis, pielitis, nefritis, uretritis. Estomatitis, conjuntivitis, vaginitis. Resfriados, faringitis, laringitis, bronquitis.

Posología

- Infusión al 2%: infundir 10 minutos, 3 o más tazas al día.

- Extracto fluido (1 g = XL gotas): 1 cucharada de café por dosis, 3 veces al día.

- Jarabe 5% (extracto fluido, 5 g; jarabe simple F.E. IX, 95 g): 20-30 g/dosis.

Malvavisco ver Altea-Malvavisco

Manzanilla (Matricaria recutita)

Originaria del hemisferio norte y de la parte de los Balcanes en Europa, y de África, su nombre proviene del griego *chamaimelon* que quiere decir manzana enana. Los germanos la consagraban en ceremonias dedicadas al dios Baldur. La manzanilla se utiliza desde hace miles de años medicinalmente y su uso está muy difundido en Europa. El uso de la Manzanilla se remonta al antiguo Egipto y, Grecia. Los antiguos egipcios la utilizaban por ser una cura para las fiebres. La manzanilla fue conocida por los romanos y utilizada para el incienso y en las bebidas. En la Edad Media fue utilizada ampliamente en la cerveza, como ingrediente para hacer amargar, y posteriormente fue reemplazada por lúpulo en la fabricación de cerveza. Es un tratamiento popular de numerosos padecimientos, entre ellos trastornos del sueño, ansiedad, problemas digestivos e intestinales, infecciones e inflamación de la piel (incluyendo eczema), curación de heridas, cólico infantil, dolores de la dentición y dermatitis del pañal. En Estados Unidos la manzanilla se conoce principalmente como un ingrediente en preparaciones de tés de hierbas que, según se publicita, tienen efectos sedativos leves. La manzanilla alemana (*Matricaria recutita*) y la manzanilla romana

(*Chamaemelum nobile*) son los dos tipos principales de manzanilla empleados para trastornos de salud. Se presupone que ambas pueden tener acciones similares en el cuerpo, aunque la manzanilla alemana puede ser ligeramente más fuerte. En la mayor parte de las investigaciones se ha empleado la manzanilla alemana, que es la de uso más común en todas partes, excepto en Inglaterra, donde es más común la manzanilla romana.

Parte utilizada

Cabezas florales.

Principios activos

Cumarinas, flavonoides, aceite esencia, taninos, polisacáridos heterogéneos, mucílagos, lactosas sesquiterpénicas, hidroxicumarinas, ácidos fenólicos.

Propiedades

Antiinflamatoria, antiespasmódica, sedante, carminativa, antiulcerogénica, digestiva.

Indicaciones

Gastritis, úlcera gastroduodenal, tensión nerviosa, espasmos digestivos, dermatitis, conjuntivitis, quemaduras, estomatitis, faringitis.

Posología

- Infusión: 3 g de capítulos florales en 150 cc de agua 3 veces al día.

- Tintura: 50 gotas 3 veces al día

- Extracto fluido: 1ml 3 veces al día

- Extracto seco: 0,3 a 1 g al día repartidos en 3 tomas.

Efectos secundarios

Reacciones alérgicas, en algunos casos somnolencia, tener cuidado al conducir vehículos.

Contraindicaciones

En embarazo y lactancia, con el aceite esencial, cuidado en alérgicos respiratorios. En las personas alérgicas a las asteraceas o compuestas tener también cuidado, en especial al contacto, ya que contiene un alérgeno (anthecotulid).

Interacciones

A altas dosis puede interferir con los anticoagulantes, antiagregantes plaquetarios, barbitúricos, benzodiacepinas, alcohol, antihistamínicos H1 y H2, antiinflamatorios no esteroides AINEs, suma sus efectos.

Marrubio (Marrubium vulgare L.)

Desde el antiguo Egipto, el marrubio blanco (*Marrubium vulgare* L.) se ha usado como un expectorante. Las medicinas ayurvédica, aborigen de Australia y nativa del continente americano han usado tradicionalmente el marrubio blanco para tratar afecciones respiratorias. Planta herbácea de aspecto blanco grisáceo. Tallos con forma cuadrada y de hojas pecioladas opuestas, ovaladas y de borde adornado, con la nervadura muy marcada. Las flores son blancas. Euroasiática y norteafricana, crece en lugares nitrificados, tales como solares, orillas de caminos y cultivos abandonados.

Parte utilizada

Sumidad florida.

Principios activos

Principio amargo, alcoholes diterpénicos, alcaloides, flavonoides, ácidos fenil carboxílicos: caféico, clorogénico. Aceite esencial, rico en monoterpenos y sesquiterpenos.

Propiedades

Amargo salino eupéptico, expectorante y fluidificante de la secreción bronquial, colerético, febrífugo, hipoglucemiante, sedante cardíaco, antiarrítmico.

Indicaciones

Anorexia, asma, bronquitis, insuficiencia hepato biliar, fiebre, diabetes tipo II, taquicardia, arritmias.

Posología

- Infusión: 2 a 3 g 3 veces al día.

- Tintura: 40 gotas 3 veces al día.

- Extracto fluido: 2 a 4 ml 3 veces al día.

- Polvo: 200 mg por cápsula 3 veces al día.

Efectos adversos

A dosis indicadas no se conocen, puede generar dermatitis de contacto.

Contraindicaciones

Embarazo, lactancia, gastritis, úlcera gástrica.

Interacciones

Puede reducir los efectos de algunos antidepresivos del tipo recaptadotes de serotonina; con laxantes aumenta el efecto de estos y puede generar episodios de diarrea.

Mirra (Commiphora molmol, mukul)

Originaria de Somalia y Sudán, desde los tiempos antiguos usada en perfumes e inciensos, ya la menciona la Biblia y fue uno de los regalos llevados por los Reyes Magos en el nacimiento del niño Jesús. Su nombre deriva del hebreo *mur*, amargo, *commiphora*, del griego, que significa portador de goma. Para la cultura judía su aceite era sagrado. En Egipto preparaban un producto con esta planta para embalsamar.

Parte utilizada

Oleorresina gomosa.

Principios activos

Carbohidratos en forma de goma, resinas, esteroides, terpenoides, aceite esencial.

Propiedades

Antibacteriana, hipolipemiante, hipoglucemiante, vulneraria, carminativa, expectorante, antioxidante.

Indicaciones

Colesterol alto, gingivitis, faringitis, heridas, úlceras bucales.

Posología

• Tintura: 40 a 50 gotas en un vaso de agua, gárgaras 3 a 4 veces al día.

• Polvo: 0,3 a 1,5 g por dosis, 2 a 3 por día

• Extracto estandarizado al 2,5 % de gugulesteronas en comprimidos o cápsulas.

Efectos adversos

Cefaleas, náuseas, eructos, hipo, diarrea.

Contraindicaciones

No dar con hipoglucemiantes, tener cuidado en las personas hipertiroideas (funcionamiento acelerado de la tiroides), no dar en el embarazo ni con metrorragias (sangrado abundante del periodo menstrual).

Yerbamate (Ilex paraguariensis)

Árbol perennifolio de hasta 20 m, hojas alternas enteras, oval elípticas y denticuladas. Flores blancas aglutinadas en grupos situados en la axila de las hojas. Originario de América del Sur principalmente Paraguay y Brasil aunque es ampliamente cultivado en todo el continente. El inicio del consumo de la yerba mate se pierde en el tiempo. La misma formó parte de la alimentación básica de los guaraníes que la llamaban *caa-mate* (*caa*: planta o hierba, y *mate* derivaría del quechua *matí*: calabacilla para beber), y fue a través de los mismos que llegó a los conquistadores españoles. Luego, los jesuitas introdujeron el cultivo en sus "misiones" a través de primitivas técnicas de germinación. Su consumo se extendió de tal manera que se organizó un intenso tráfico, pero con la expulsión de los mismos, hacia 1769, se perdieron tanto los yerbales como las técnicas para su desarrollo. Tuvieron que pasar más de cien años, hasta que Federico Neumann en Paraguay, logró obtener la germinación de semillas de yerba mate.

Parte utilizada

Hojas.

Principios activos

Bases xánticas, destacando la cafeína (0,2 2,3%). Taninos catéquicos. Ácidos fenil carboxílicos: cafeico, cafeoilquínico, clorogénico. Triterpenos: ácido ursólico. Flavonoides: rutósido y derivados del kenferol.

Propiedades

Estimulante respiratorio y nervioso (cafeína). Diurético por las bases xánticas y los flavonoides, termogénico, lipogénico, hipoglucemiante, preventivo de caries.

Indicado

Astenia, hipotensión, adelgazamiento.

Posología

- Infusión (3%): 1 a 3 tazas por día.

- Extracto seco: 250 mg 2 veces al día

Efectos adversos

Por su contenido importante en cafeína, puede producir excitación, insomnio y taquicardia. En dosis altas puede llegar ser emético y purgante

Contraindicación

Estados de ansiedad insomnio, taquicardia, hipertensión arterial.

Menta (Menta x piperita)

Originaria de Europa, África y China. Su uso data de 1.000 años antes de Cristo, en alguna época fue moneda de cambio. De acuerdo a la mitología griega, la ninfa Mintha fue transformada en planta por Proserpina, que celosa de ella la transformó en flor. Tanto en latín como en griego *minthe* deriva de una lengua muy anterior al indoeuropeo. El nombre de la especie, *piperita*, se origina del latín moderno *piperitus* que significa "picante". Otros tipos de menta eran utilizadas en los componentes de los remedios medicinales antiguos de la China. Los japoneses usaban el mentol como remedio, 2.000 años antes. Cerca de Andel-Quamah, se han encontrado restos de menta en las tumbas del antiguo Egipto que datan de 1200 a 600 años a.C., y que dejaban como tributo funerario acompañando al difunto. Dioscórides hablaba de la menta como una planta "benigna para el estómago", y su contemporáneo, Plinio, la indicaba contra los dolores abdominales y los males biliares y destaba: "excelente y eficaz contra el dolor de barriga y los trastornos biliares". Calma el dolor de estómago y expulsa a las lombrices" Matthiolus y Tabernaemontnus, hablan de su eficacia para favorecer la digestión, expulsar la bilis y actuar como antiespasmódico. La menta piperita es la consecuencia de una triple hibidación a partir de tres tipos de menta, que se indica en latín con el signo "x". Su historia se encuentra documentada desde 1696.

Parte utilizada

Hojas desecadas.

Principios activos

Aceite esencial (mentol, mentona), flavonoides, taninos.

Propiedades

Antiespasmódico, analgésico, antibacteriano.

Posología

- Infusión: 1 cucharada de postre por taza después de las principales comidas.

- Tintura: 40 gotas en agua 3 a 4 veces al día

- Aceite esencial: 0,6 a 1 ml, 2 gotas en 1 cucharadita de miel 2 veces al día, esta forma farmacéutica es la que mejor resultado da.

Indicaciones

Colon irritable, inflamación intestinal.

Efectos adversos

A dosis indicadas, no se conocen. En altas dosis, insomnio e irritabilidad nerviosa, en casos de sensibilidad al mentol.

Contra indicaciones

Obstrucciones biliares, colecistitis, menores de 12 años, embarazo, daño del hígado, no administrar con estrógenos.

Mostaza (Brassica nigra)

Mostaza negra: planta herbácea bienal, de hasta un metro de altura, con las hojas de la base y medias divididas, y las superiores enteras y lanceoladas. Flores grandes, reunidas en racimos de color amarillo. Fruto en silícula, adpreso al tallo.

Parte utilizada

Semillas.

Principios activos

Compuestos azufrados y nitrogenados. Aceite Fijo (25-37%), constituido por glicéridos de los ácidos oleico, linoléico, mucílagos.

Propiedades

Rubefaciente y revulsivo. Repelente de insectos (compuestos azufrados).

Indicado

Dismenorrea.

Posología

- Harina de mostaza diluida en agua a partes iguales, envolver en una gasa y aplicar sobre la zona a tratar. Mantener como máximo 5 minutos (ver toxicidad).

- Cataplasma: harina de mostaza (25%), harina de linaza (75%), diluir en agua a 40°. Aplicar envuelta.

Efecto adverso

Es irritante de piel y mucosas (vesicante, rubefaciente y necrotizante). Se ha de tener gran precaución al aplicar la cataplasma: En personas sensibles, o en una aplicación de más de 15 min., pueden aparecen ulceraciones. Por vía interna puede producir reacciones anafilácticas, gastroenteritis, convulsiones e incluso colapso cardiorrespiratorio.

Muérdago (Viscum álbum)

Antiguamente, en la tradición celta, se la consideraba una hierba sagrada, el muérdago se ha utilizado a través de los siglos para el tratamiento de enfermedades muy diferentes: presión arterial alta, epilepsia, agotamiento, ansiedad, artritis, vértigos (mareos) e inflamación degenerativa de las articulaciones. A principios del siglo XX, el muérdago comenzó a ser utilizado en Europa como terapia contra el cáncer, a tal punto que en Alemania existen dos productos con esta planta en venta en farmacias. En los últimos 50 años se han elaborado muchos estudios de laboratorio, así como estudios en animales y humanos para comprobar sus efectos potenciales en el tratamiento contra el cáncer, los cuales se atribuyen a la acción inmuno-estimulante del muérdago. La Comisión E de Monografías de Alemania incluye en su lista a muérdago como tratamiento de inflamación degenerativa de las articulaciones y como tratamiento paliativo para los tumores malignos. Es una planta leñosa, parasitaria de otras especies de plantas; los tallos son glabros, de color verde amarillento; hojas opuestas, persistentes, de color verde; las flores están dispuestas en glomérulas axilares, son de color verde y carecen de cerola; el fruto es una baya blanquecina, redonda y muy viscosa, que contiene una única semilla. Vive como parásito en las encinas, robles, manzanos y pinos.

Parte utilizada

Toda la planta, especialmente sus frutos.

Principios activos

El contenido en principios activos variará de una especie a otra al variar el huésped que parasita. Principalmente contienen proteínas específicas, viscotoxinas y lectinas, también contienen ácidos fenoles, lignanos, siringósido, flavonoides y aminas.

Propiedades

Actividad inmunomoduladora debida a lectinas, viscotoxinas y polisacáridos ácidos. En experimentación in vitro se ha observado que las lectinas estimulan los linfocitos T, la fagocitosis y la liberación de citoquinas. Lectinas y viscotoxinas, poseen actividad citotóxica en diversos tumores y carcinomas. Hipotensora.

Indicaciones

La monografía de la Comisión E indica el muérdago, en inyección intradérmica o subcutánea, como tratamiento coadyuvante en enfermedades articulares inflamatorias degenerativas y como estimulante inespecífico del tratamiento paliativo de tumores malignos. La medicina tradicional lo emplea en forma de tisana como hipotensor, aunque su acción ha sido verificada en el perro, la acción hipotensora de la infusión no está justificada ya que las viscotoxinas, que serían los principios responsables de esta acción, no se absorben por vía oral.

Posología

No se recomienda el uso tradicional en forma de infusión. Las formas inyectables se preparan a partir de extractos acuosos purificados estandarizados o de lectinas purificadas de muy diferentes formas, por lo que se aconseja atenerse a las directrices del laboratorio preparador.

Efectos adversos

Puede producir escalofríos, fiebre alta, cefaleas, anginas, trastornos de la circulación ortostática, reacciones alérgicas. Debido a la toxicidad de las lectinas y viscotoxinas, las formas activas inyectables deben emplearse bajo estricta supervisión médica.

Contraindicaciones

Hipersensibilidad a proteínas. Infecciones crónicas y progresivas, como por ejemplo tuberculosis.

Interacciones

No se han descrito, pero por su acción diurética no se recomienda su uso conjunto con otros diuréticos en caso de insuficiencia cardiaca o renal, sin supervisión médica.

Nim o Neem (Azadirachta indica)

El árbol de Nim es originario de la India, vive en regiones tropicales y subtropicales. Crece muy rápido y puede llegar a medir entre 15-20 metros de altura, es de abundante follaje, es muy resistente en las épocas de sequía, raramente llega a perder la totalidad de sus hojas. Al árbol del Neem se le emparenta con la caoba; además de ser originario de la India también lo es de Burma, crece en el sureste de Asia y oeste de África, muy pocos árboles han sido cultivados en Centroamérica. La historia de este árbol se remonta a los tiempos de Julio César, en aquellos días, muchos expertos en medicina y practicantes del subcontinente Indio, habían estudiado miles de productos botánicos que ya se estaban utilizando desde hace 2.500 años. Los primeros escritos que nos hablan acerca del uso del Neem como tratamiento se remontan a 4.500 años. La acción de esta planta es tan extraordinaria que hasta puede ser muy eficaz en enfermedades resistentes como SIDA, cáncer, psoriasis y diabetes. De todo esto hay evidencia científica de la efectividad del Neem.

Parte utilizada

Corteza, aceite de las semillas y flores.

Principos activos

Nimbin (antiinflamatorio, antipirético, antihistamínico, antihongos); nimbidin (antibacteria, antiúlcera, analgésico, antiarritmia, y antihongos); ninbidol (antitubérculo, antiprotozoo, antipirético); gedunin (vasodilatador, antimalaria, antihongos); nimbinato de sodio (diurético, espermicida, antiartritis); queceretin (antiprotozoico); salannin (repelente); azadirachtin (repelente, antialimenticio, antihormonal).

La semilla de neem es muy rica en ácido graso, constiyuyendo éste el 40% de su peso, los componentes grasos son denominados terpenoides, indentificándose la presencia de más de 100 tipos. Los limonnoides (Triterpenos): los más importantes son nueve grupos y comúnmente son utilizados por su actividad fúngica bactericida y antialimentaria para control de insectos. Los mas importantes son: azadiractina, melantriol, nimbina y salannina.

Propiedades

Antipirético, antiparasitario, antiséptico, insecticida, hipoglucemiante, anticariogénico, piojicida.

Indicado

Diabetes, parasitosis, psoriasis, heridas infectadas, pediculosis.

Posología

• Infusión de hojas al 5%: 3 tasas al día.

- Polvo de hoja: 300 mg 2 cápsulas al día.

- Aceite de neem solo vía externa en cremas o lociones.

- Tintura solo por vía externa.

Efectos adversos

Inhibe a la glándula tiroides

Contraindicaciones

Embarazo. Lactancia.

Nuez moscada (Myristica fragans)

Parte utilizada

Semillas.

Principios activos

Aceite esencial (5-15%): hidrocarburos terpénicos (pineno, canfeno, sabineno, dipenteno, cimeno, alfa-tuyona, terpineno), alcoholes terpénicos (borneol, geraniol), eugenol, safrol, elemicina y una cantidad importante de miristicina (8%). Materia grasa (30-40%): miristina, glicéridos de los ácidos oléico, linolénico, palmítico, mirístico.

Propiedades

Estimulante del apetito, digestivo, carminativo, antiséptico, colerético, estimulante del sistema nervioso, oxitócico. En uso tópico: rubefaciente.

Indicaciones

Inapetencia, dispepsias hiposecretoras, meteorismo, diarreas, enterocolitis. En uso tópico: halitosis, inflamaciones osteoarticulares, mialgias, neuralgias.

Posología

Uso interno:

- Aceite esencial: 2-3 gotas, 2 o 3 veces al día sobre un terrón de azúcar, o en una infusión.

- Cápsulas (50 mg/cáps): 2 o 3 al día.

Uso externo:

Linimento, preparado con la "mantequilla de mirística", como rubefaciente.

Efecto adverso

La nuez moscada y su aceite esencial presentan, en dosis mayores de las indicadas, efectos narcóticos y convulsivantes.

Contraindicaciones

No indicar el aceite esencial durante el embarazo, la lactancia, a niños pequeños ni a pacientes con síndromes neurológicos. No usar tópicamente en niños menores de seis años ni a personas con alergias respiratorias o con hipersensibilidad conocida a éste u otros aceites esenciales.

Orégano (Origanum vulgare)

Originario del Mediterráneo y Asia. Su nombre proviene del griego *oros* y *ganos* que significa adorno-alegría de la montaña.

Parte utilizada

Sumidades floridas.

Principios activos

Aceite esencial, ácidos fenólicos (cafeico, rosmarínico), flavonoides, taninos, resinas, principios amargos.

Propiedades

Antioxidante, antitusígeno, eupéptico, antimicrobiano, popularmente se le atribuyen propiedades afrodisíacas.

Posología

- Infusión al 2 o 4%: 2 a 3 tazas al día.

- Extracto: 3 a 5 g al día.

- Extracto seco: 200 a 600 mg al día.

- Aceite esencial: 2 gotas en una cucharadita de miel 2 a 3 veces al día.

Indicaciones

Bronquitis, tos seca, digestión lenta.

Efectos adversos

El aceite esencial, a dosis altas, puede generar somnolencia. En casos de epilepsia usar con precaución (neurotóxico).

Contraindicaciones

Embarazo y lactancia.

Interacciones

No se conocen.

Ortiga Mayor (Urtica dioica)

Originaria de Europa era muy empleada por los griegos y romanos. Su nombre se debe a que, por sus componentes, es urticante para la piel. El género *Urtica* proviene del verbo latín *urere*, que significa "quemar", debido a sus pelos urticantes (que producen escozor), que el tallo y la parte interna de las hojas. La especie llamada *dioica* significa "dos casas" porque la planta generalmente tiene flores de sexo masculino y femenino. La ortiga es una planta antiquísima que pertenece a la familia de las urticáceas y que es utilizada como remedio desde tiempos inmemorables. En Suiza se han encontrado restos que datan del siglo III a.C., en lugares lacustres de la época neolítica. Dioscórides apreciaba particularmente las virtudes de la planta y describía con todo detalle su empleo. En la Edad Media se utilizaba la ortiga como método de diagnóstico: se mezclaba la ortiga con la orina del enfermo y, si mantenía su color verde día y noche, esto se interpretaba como una señal de una pronta recuperación. En cambio, si la misma marchitaba, se perdía toda esperanza.

Parte utilizada

Raíz.

Principios activos

Hidroxicumarinas, lectinas, beta-sitosterol, lignanos, taninos, mucílagos, monoterpenos, triterpenos.

Propiedades

Antiinflamatorio, inhibidor de la enzima transformadora de la testosterona, diurético.

Indicaciones

Esta planta se utiliza más comúnmente para el tratamiento de hiperplasia prostática benigna (BPH, aumento del tamaño de la próstata), artritis, alergias y dolor, tos, tuberculosis, como astringente y expectorante, problemas del tracto urinario y, de uso externo, como solución para el cabello y la calvicie para cabello graso y para la caspa. También se usa frecuentemente como diurético para aumentar el flujo de orina.

Posología

• Extracto de la raíz: 600 a 1200 mg al día.

• En muchas fórmulas del mercado aparece asociado a la serenoa.

Efectos adversos

Irritación gastrointestinal.

Pasionaria
(Pasiflora coeruleam, incarnata)

Originaria de América y África. Su nombre, coerulea. se deriva del latín. azulado. y pasionaria fue impuesto por sacerdotes de Sudamérica por su semejanza a la pasión (flor de la pasión) de Jesucristo. Los aztecas en Perú lo utilizaban ya que conocían sus propiedades. La flor de la pasión o pasionaria era conocida y utilizada como remedio por los pueblos originarios de Sur América, y también por los curanderos brasileños. En 1569 el médico español Monardes descubre en Perú la pasionaria. Cuarenta años después es introducida en Europa como planta ornamental. El jesuita Ferrari publicó en 1633 un libro titulado *De florum cultura*, en el mismo describía y veía en sus flores el significado de la Pasión de Cristo. Son también los sacerdotes jesuitas quienes dieron a esta planta su nombre en latín. Se compone de "passio", la *pasión*, *flos* de flor e *incarnata*, que significa encarnada. Mburukujá, este es otro de los nombres que se le da a esta planta. Mburukujá era una doncella española blanca y bonita, que llegó a tierras guaraníes con su padre, un capitán. En realidad mburukujá no era su nombre cristiano, sino el que le daba quien la amaba furtivamente, un aborigen guaraní. Estos se veían a escondidas del padre, que no hubiese permitido jamás que ella se casase con alguien que no era de su linaje y, además, era un enemigo. Un día desapareció Mburukujá y al tiempo se supo que el padre de la doncella la mando a matar.

Parte utilizada

Sumidades floridas.

Principios activos

Alcaloides indólicos (harmano, harmina), flavonoides (crisina), derivados piránicos, cumarinas, esteroides, hetrósidos cianigénicos, aceite esencial.

Propiedades

Ansiolítica, antiespasmódica, antiinflamatoria, hipnótica.

Posología

- Infusión al 1% 3 tazas al día.

- Tintura: 20 a 60 gotas 3 veces al día.

- Extracto seco: 150 mg 2 veces al día.

- Polvo de flores: 0,5 a 2 g 2 a 3 veces al día.

Indicaciones

Ansiedad, tensión nerviosa, insomnio.

Efectos adversos

A dosis indicadas, se desconocen, a dosis mayores (vómitos, náuseas, taquicardia, lentitud en las reacciones ante estímulos externos). En algunos casos, alergia de contacto.

Contraindicaciones

Embarazo, lactancia, niños.

Interacciones

Alcohol, antihistamínicos H1, barbitúricos, hipnóticos, antidepresivos. Potencia la acción de otras plantas sedantes.

Perejil (Petroselinum crispum)

Es una planta herbácea que mide de 20 a 90 cm, con hojas largamente pecioladas, de contorno triangular y divididas en segmentos dentados. Sus flores son de color verde-amarillento agrupadas en umbelas compuestas. Originaria del Mediterráneo, luego se extendió otras partes del mundo.

Parte utilizada

Hojas y frutos.

Principios activos

Aceite esencial (2-7 %): Monoterpenos. Sesquiterpenos. Éter óxidos: miristicina, apiol. Aldehidos terpénicos. Alcoholes terpénicos: carotol, linalol. Acetofenonas. Furocumarinas. Flavonoides.

Propiedades

Diurético (aceite esencial y flavonoides). Espasmolítico (apiol). Emenagogo, oxitócico (apiol). Antipirético (apiol). Antiséptico (aceite esencial). Expectorante (aceite esencial). Fotosensibilizante (furanocumarinas). Galactagogo (aceite esencial).

Indicaciones

Afecciones uro-genitales, cistitis, disurias. Dismenorreas, amenorreas. Migrañas. Flatulencias, enterocolitis espasmódicas e inflamatorias. Bronquitis, enfisema, asma. Lactancia.

Posología

• Infusión al 2-4%: 2-3 tazas/día.

• Extracto fluido (1:1 alcohol 25): 2-4 ml/día repartidos en varias tomas.

Efecto adverso

En dosis altas, por el contenido en apiol que actúa a nivel del sistema nervioso central; provoca además hematuria, hiperglucemia y parálisis muscular. La miristicina es, además, estupefaciente.

Poleo (Menta pulegium)

Es una planta vivaz con tallos cuadrangulares, ramosa, con nudos radicantes, aspecto general blanco violáceo. Sus hojas son opuestas, pecioladas, oval puntiagudas, enteras y pubescentes por ambas caras. Las flores en glomérulos axilares, dobladas, de color blanco azuladas a purpúreas. Originaria del Mediterráneo.

Parte utilizada

Sumidades floridas: Rama con flores o botones florales de las plantas.

Principios activos

Aceite esencial (2%). Monoterpenos: a-pinenos, b-pineno, limoneno (0.5%). Alcoholes no terpénicos y terpénicos: linalol, mentol, isomentol, 3-octanol, neo-mentol, neo-isomentol. Monoterpenonas: pulegona (55 al 90%), cis y trans-iso-pulegona, mentona, isomentona (5 al 20%), piperitona (0,1%), isopiperitona. Flavonoides diosmósido y hesperósido.

Propiedades

Espasmolítico (flavonoides y aceite esencial). Carminativo (aceite esencial). Eupéptico (aceite esencial). Hidrocolerético (aceite esencial). Mucolítico (aceite esencial). Antiséptico (aceite esencial). Refrescante y repelente de insectos, en uso tópico (aceite esencial). Diaforético.

Indicaciones

Dispepsias, meteorismo, cólicos gastrointestinales. Disquinesias hepato-biliares, colecistitis, colelitiasis, o angio-colitis. Erupciones cutáneas (en aplicación tópica).

Posología

- Infusión al 1 a 4%: infundir 5 minutos ¾ tazas/día.

- Extracto fluido (1:1 alcohol 45 %): 1 a 4 ml/día distribuidos en 2 a 3 tomas.

Efecto adverso

El aceite esencial debe utilizarse con cuidado ya que, por su riqueza en pulegona, tiene acción neurotóxica, además de hepatotóxica. Se debe usar sólo en tratamientos discontinuos.

Prímula (Oenothera biennis)

Es una hierba anual y perenne, de tallo robusto, con hojas esparcidas, dentadas, sésiles. Flores amarillas pentacíclicas y epiginas.

Parte utilizada

Semillas.

Principios activos

Aceite (20%) rico en ácidos grasos esenciales: ácido linoléico (65-80%), ácido y-linolénico (8-10%), ácido palmítico (7-10%), ácido esteárico (1,5-3,5 %) y ácido oleico (6-11%); insaponificable. Proteínas (24%).Fibra vegetal (40%): celulosa y lignina.

Propiedades

Antioxidante. Precursor de los eicosanoides, sustancias con acción antiagregante plaquetaria y antitrombótica. Hipocolesteromiante.

Indicado

Eccema constitucional atópico. Ictiosis. Esclerosis en placas (coadyuvante). Cirrosis descompensada. Neuropatías diabéticas. Artritis reumatoide. Síndrome premenstrual. Envejecimiento cutáneo. Esquizofrenia (coadyuvante). Hipercolesterolemia.

Posología

Vía oral:

Aceite: 3-6 g/día, en cápsulas de glicerogelatina (se formula con vitamina C, E o F).

Uso externo:

Emulsión 0.5 al 5 % de aceite de onagro, en eccemas, esclerosis, híper-queratosis y envejecimiento. Aplicar varias veces al día.

Contraindicaciones

Medicación antiepiléptica.

Psyllium-Zaragatona (Plantago psyllium)

Plantas de pequeña talla (10-50 cm), con hojas estrechas, linearlanceoladas y en disposición opuesta o verticilada. Flores poco vistosas, blancuzcas, reunidos en espigas cilíndrico-ovoideas. Fruto contiene semillas ovoides. Originaria de Regiones Mediterránea e

Irano-Turaniana. El psyllium o psilio, también conocido como ispágula (o isphagula), se deriva de las cáscaras de la semilla de *Plantago ovata*. El psyllium contiene un alto nivel de fibra alimenticia soluble.

Parte utilizada

Semillas.

Principios activos

Proteína. Aceite (5-10%). Iridoide. Esteroles. Mucílago (en el tegumento de la semilla). Alcaloides (0,06%): noscapina.

Propiedades

Laxante mecánico (mucílagos). Hipocolesteremiante e hipolipemiante (mucílagos, iridoide). Hipoglucemiante (mucílagos). Demulcente (mucilagos). Antiinflamatorio, antialergénico (aucubósido, mucílagos).

Indicaciones

Estreñimiento crónico, diverticulosis intestinal, síndrome del intestino irritable, colitis ulcerosas, gastritis, reflujo gastroesofágico, úlceras gastroduodenales. Diabetes no insulino-dependientes. Hipercolesterolemia. Bronquitis, asma, reumatismo. Tópicamente: abscesos, forúnculos.

Posología

• Decocción de semillas (5-10%): 2-3 tazas/ día. Para niños, al 3%.

• Extracto fluido (1:1 en alcohol 25%): 2-4 ml/día repartidos en varias tomas.

• Polvo, granulado de semillas: 3-10 g/día, en 2-3 tomas, administrado con abundante líquido.

Contraindicaciones

• Obstrucción esofágica, pilórica o intestinal.

• No tomar junto a otros medicamentos o plantas, ya que impide su absorción en el aparato digestivo.

Regaliz (Glycyrrhiza glabra)

Originaria de Europa y África. Usada desde hace 3.000 años es mencionada en las tablas sumerias, el Papiro de los egipcios, el Pen Sao de los chinos, estos últimos la llaman palo dulce. Dioscórides la mencionaba para la ronquera, ardor de estómago y problemas bronquiales. El nombre *Glycyrrhiza* se origina del griego *glykys,* dulce y *rhiza,* raíz. Esta planta ya era conocida y utilizada por la medicina China hace más de 2.800 años y en el Tíbet donde formaba parte de la medicina clásica tibetana. En la tumba del faraón egipcio Tutankamon (1.350 a.C.) se hallaron indicaciones curativas sobre los beneficios de la raíz de regaliz. El uso del regaliz en preparados para calmar infecciones de garganta y bronquiales está documentado desde el 2.000 a.C. En la Edad Media el mismo se cultivaba de forma extensa en Europa Central. El regaliz posee propiedades antiulcerosas y antiinflamatorias (bueno para Pitta, pero atención con las contraindicaciones). En el primer caso, la forma deglicirrizada del regaliz es un buen remedio para las úlceras de las vías altas digestivas. En relación a sus cualidades antiinflamatorias, produce un efecto similar al del cortisol. Por otra parte, es un poderoso detoxificante empleado por la medicina china tradicional y un efectivo antialérgico. El efecto similar al del cortisol le proporciona un substancial efecto antialérgico muy recomendado. En Europa la droga fue utilizada sólo como expectorante; no fue hasta la década de los 50 que el regaliz fue utilizado también para los problemas estomacales. La Abadesa Hildegard von Bingen igualmente describía el regaliz como: "... concede al hombre claridad en la voz, también se puede comer, relaja la mente, aclara la vista y prepara el estómago para la digestió".

Parte utilizada

Raíz.

Principios activos

Saponinas triterpénicas (glicirricina, ácido glicirrético), flavonoides, cumarinas, triterpenoides, aceite esencial.

Propiedades

Expectorante, inmunoestimulante, protector gástrico, antiinflamatorio.

Posología

- Decocción al 3%: 3 tazas al día.

- Polvo: 2 a 5 g 3 veces al día.

- Extracto seco: 0,2 a 1 g al día.

- Tintura: de 50 a 80 gotas 3 veces al día.

Indicaciones

Como expectorante, úlceras gástricas, en procesos inflamatorios y como inmunomodulador.

Efectos adversos

Retención de sodio, cloro y agua, hipertensión arterial, edemas.

Contraindicaciones

Hipertensión arterial, diabetes tipo II, insuficiencia renal, tumores hormonodependientes, glaucoma, insuficiencia cardiaca, embarazo, lactancia, cirrosis, hepatitis.

Interacciones

Corticoides, hipoglucemiantes, estrógenos, anticonceptivos.

Salvia (Salvia officinalis)

La salvia es posible que fuera utilizada por los antiguos egipcios, para tratar las enfermedades abdominales, dolor de dientes y el asma. En el papiro Ebers, 1500 a.C., se mencionaba como remedio contra las erupciones y picaduras. Los médicos hipocráticos vanagloriaban sus propiedades hemostáticas, fortificantes y curativas. Los autores romanos Plinio, Dioscórides y Galeno la llamaron con el nombre de *salvia*, "curar", tener buena salud. Recomendaban la salvia por sus propiedades calmantes y astringentes, para la garganta, la tos, los enfriamientos, para facilitar la expulsión del feto y combatir las úlceras. Ya en el año 790, se señalaba en el *Capitulare de villis* de Carlomagno y Luis el Piadoso el cultivo de salvia en los jardines de los monasterios. En el siglo IX, Walafrid Strabon, un monje del monasterio de Reichenau en el Lago de Constancia, comienza su poema didáctico "Hortulus", sobre las plantas medicinales de su jardín, con las virtudes de la salvia. En todos los países europeos es una de las especies esencialmente utilizada en cocina como aromatizante de carnes, pescado, sopas y hortalizas. Son famosos los raviolis con manteca y salvia (sobre todo, muy buenos), y las hojas de salvia fritas. Generalmente se usa sola como especia porque al tener un aroma tan fuerte, se comporta como una primera dama: anula el sabor de las otras especies.

Parte utilizada

Hoja

Principios activos

Ácidos fenólicos, flavonoides, terpenos, taninos, aceite esencial.

Propiedades

Astringente, antiséptica, antiespasmódica, carminativa, antitranspirante.

Indicaciones

Gingivitis, estomatitis, glositis, dispepsias, como gargarismo para faringitis, sudoración, anorexia.

Posología

2,5 g en 100 ml de agua infusión para hacer gargarismos o enjuagues 2 veces al día, o su aceite esencial, 1 a 2 gotas 2 veces al día.

Efectos secundarios

El aceite esencial de salvia mal dosificado puede generar convulsiones, ya que contiene tuyona, que es una neurotoxina. La sobredosis puede generar: mareos, calor, taquicardia, o convulsiones epileptiformes.

Contraindicaciones

Embarazo, lactancia, trastornos del ciclo menstrual, tumores mamarios hormonodependientes.

Interacciones

Medicamentos hipogliucemiantes, anticonvulsivantes, sedantes.

Sándalo (Santalum álbum)

El Sándalo es el origen primario de obtención de madera y aceite de sándalo y abunda en Indonesia, Australia y la península india. Tanto la madera como el aceite de sándalo se utilizan en ceremonias religiosas hindúes. En la medicina ayurvédica, esta planta de la India Oriental es un remedio importante para trastornos tanto físicos como mentales. Por otro lado, el sándalo es una fragancia popular que se utiliza en inciensos y perfumes.

Parte utlizada

Leño.

Principios activos

Aceite esencial (4-6%), rico en alcoholes terpénicos (90-97%) alfa y beta-santalol, fusanol; ácidos santálico y teresantálico.

Propiedades

Antiséptico, especialmente de vías urinarias y pulmonares, estimulante del sistema nervioso central. Diurético, venotónico, astringente. Se le atribuyen propiedades afrodisíacas.

Indicaciones

Estados en los que se requiera un aumento de la diuresis: afecciones urinarias (cistitis, ureteritis, uretritis, oliguria, urolitiasis), hiperazotemia, hiperuricemia, gota, hipertensión arterial, edemas, sobrepeso acompañado de retención de líquidos. Faringitis, bronquitis, enfisema, asma. Gastroenteritis, enterocolitis. Várices, hemorroides. En uso tópico: heridas, faringitis, parodontopatías. Estado de alerta, ansiedad (aceite esencial).

Posología

- Decocción al 5%:. 3 a 6 tazas al día.

- Aceite esencial: 2 a 5 gotas, 1 a 3 veces al día, sobre un terrón de azúcar.

- Cápsulas: 25 a 50 mg/cáps, 4 a 6 al día.

- Supositorios: 0,1 a 0,4 g de aceite esencial por supositorio, 2 a 3 al día.

Efecto adverso

En dosis elevadas puede producir pirosis, sed intensa, náuseas y reacciones alérgicas (broncoespasmos).

Contraindicaciones

Se recomienda no prescribir aceites esenciales por vía interna durante el embarazo, la lactancia, a niños menores de seis años o a pacientes con gastritis, úlceras gastroduodenales, síndrome del intestino irritable, colitis ulcerosa, enfermedad de Crohn, hepatopatías, epilepsia, Parkinson u otras enfermedades neurológicas.

Sarsaparrilla ver Zarzaparrilla

Sauco (Sanbucus nigra)

Arbusto de hasta 5 m con corteza grisácea. Hojas opuestas, compuestas, con 5-7 foliolos dentados, ovalados y agudos. Flores pequeñas, blancas, reunidas en corimbos de cimas de gran tamaño. Fruto en baya globosa de color negro brillante en la madurez. Origen Euroasiático, en general se lo encuentra en bosques.

Parte utilizada

Corteza y flores.

Principios activos

Corteza: Sales potásicas. Taninos. Glucósidos flavónicos. Fitohemaglutinina. Flores: Aceite esencial rico en alcoholes monoterpénicos. Heterósidos de flavonoles. Glucósidos del ácido cafeico y ferúlico.Mucilagos.Trazas de sambunigrósido. Taninos. Alcoholes y ácidos triterpénicos.

Propiedades

• Corteza: Diurético salurético. Antirreumático.

• Flores: Diaforético. Diurético salurético.

Indicaciones

• Corteza: cistitis, nefritis aguda, litiasis urinaria, edemas, reumatismo, gota.

• Flores: enfriamientos y resfriados, gripe, sinusitis, nefritis agudas, edemas.

• El jugo de los frutos de sauco tiene una importante actividad antineurálgica siendo útil en el tratamiento de la neuralgia de trigémino.

Posología

Corteza:

• Decoción 8%: 3-4 tazas/día.

• Extracto fluido (1 g = L gotas): 1-3 g/ dosis, 3 veces/día.

• Extracto seco (3:1): 0,3 g/cápsula, 3 cápsulas/día repartidas en 3 tomas.

Flores:

• Infusión al 10%: 3-4 tazas/día.

• Extracto fluido: 2-4 g/día repartidos en 2-3 tomas.

Stevia (Stevia rebaudiana)

Planta herbácea de 40-80 cm de altura, vivaz gracias a su raíz. Hojas oblongas, de margen crenulado. Inflorescencias en capítulos poco llamativos. Originaria del Paraguay.

Parte utilizada

Hojas.

Principios activos

Heterósidos diterpénicos derivados del filocladeno: esteviósido (7%), esteviolbiósido, isoesteviol, esteviol, rebaudiósidos. Saponósidos.

Propiedades

Edulcorante (esteviósido). Laxante osmótico suave. Hipoglucemiante.

Indicaciones

Como sustituto de la sacarosa: obesidad, diabetes (El esteviósido tiene un poder edulcorante 150-300 veces superior a la sacarosa). Estreñimiento.

Posología

Utilizar como edulcorante, ya sea en forma líquida o en polvo.

Efecto adverso

La genina del esteviósido, el esteviol, tiene acción hormonal, por lo que se desaconsejan su uso prolongado. A razón de esto algunas tribus de aborígenes recurren a esta planta como anticonceptivo.

Turmérico, ver cúrcuma

Uva ursi, Gayuba (Artostaphylos uva-ursi)

Originaria de los climas fríos del hemisferio norte. Su nombre se origina en el vocablo griego *arkton staphyle,* uva de oso.

Parte utilizada

Hojas.

Principios activos

Heterósidos hidroquinónicos (arbutósido, arbutinba), flavonoides. Triterpenos, taninos, iridoides, ácidos fenólicos.

Propiedades

Antiséptico urinario, antibacteriano, astringente, antiinflamatoria, diurético, antilitiásico.

Posología

- Infusión: hojas secas 1,5 a 4 gr 3 veces al día.

- Extracto fluido: 1,5 a 4 ml 3 veces al día.

- Extracto seco: 1 a 2 g en 3 veces al día.

- Tintura: 40 a 50 gotas 3 a 4 veces al día.

Se aconseja tomar esta planta con algún alimento alcalinizante de orina o con 1 cucharadita de bicarbonato.

Indicaciones

Cistitis.

Efectos adversos

El uso excesivo puede provocar náuseas, gastritis, vómitos, estreñimiento.

Contraindicaciones

Embarazo, lactancia, gastritis, úlcera gastroduodenal, no usar en niños menores de 12 años. Usar con precaución en casos de insuficiencia hepática, renal y cardíaca.

Interacciones

No dar con medicamentos acidificantes o alimentos ácidos (frutas ácidas o sus jugos), antiinflamatorios no esteroides (AINEs).

Valeriana (Valeriana officinalis)

Originaria de Europa y Asia. Su nombre procede del latín valere que quiere decir estar saludable El vocablo alemán baldrian viene del dios nórdico Baldur que era el representante de la ayuda y la caridad. Usada desde la antigüedad por sus propiedades sedantes. Para los gatos su olor tiene un efecto afrodisíaco.

Parte utilizada

Raíz.

Principios activos

Aceite esencial, iridoides (valepotriatos), alcaloides, ácidos fenólicos, flavonoides, aminoácidos, sesquiterpenos, lignanos, esteroides.

Propiedades

Antiespasmódico, sedante, anticonvulsivante, hipnótico.

Posología

- Decocción: 1 a 3 gr 3 veces al día.

- Tintura: 40 a 60 gotas 3 veces al día.

- Extracto fluido: 2 a 6 ml al día.

- Extracto seco: 300 a 1.500 mg al día en 3 tomas.

Indicaciones

Ansiedad, tensión nerviosa, insomnio.

Efectos adversos

A dosis indicadas, no se conocen. A dosis elevadas durante mucho tiempo, zumbidos en oído, cefaleas, diarreas, vértigos, acidez estomacal, arritmias cardíacas, midriasis, miastenias, reacciones alérgicas.

Contraindicaciones

Embarazo, lactancia. No dar con otros depresores del sistema nervioso ni conducir vehículos.

Interacciones

Alcohol, ansiolíticos, barbitúricos, antihistamínicos I11, benzodiacepinas. Puede aumentar el efecto inhibitorio de la prednisolona sobre las hinchazones; la arbutina presente en la uva ursi puede aumentar la potencia de los efectos de la prednisolona y dexametasona en la dermatitis por contacto. Se recomienda precaución cuando se usa la uva ursi junto con corticoesteroides.

Zarzaparrilla o Sarsaparrilla (Smilax aspera)

Es un arbusto de la familia de las Smilacáceas (antiguamente se lo ubicaba en una definición amplia de las Liliáceas). La zarzaparrilla es una de las plantas leñosas con más beneficios para la salud, especialmente en relación con enfermedades de la piel. Esta planta se la puede encontrar fácilmente tanto en América del Sur como en América Central, y fue introducida hacia el continente europeo en el siglo XVI para darle un uso fitoterapéutico.

Descripción

Subarbusto espinoso de la familia de las Liliáceas, que trepa a árboles de hasta 40 m de altura. Sus hojas son grandes, bordeadas de espinas y con forma de corazón. Las flores son blancas, y los frutos rojos o negruzcos.

Partes utilizadas

El rizoma y la raíz.

Principios activos

Análisis de la raíz: cumarinas, aceite volátil, el componente principal es aldehído p-salicílico metoxidos esteroles y un pregnano glucósido: hidrocarburos de dos series de esteroides derivados de 5 -pregnano y 5 -pregnano, padre de la progesterona y de hormonas suprarrenales.

Indicaciones

La zarzaparrilla posee propiedades diuréticas, diaforéticas (que hace sudar), tónicas, depurativas, antisépticas, antibacterianas y antifúngicas. Indicado para aumentar la emisión de orina y favorecerla. Es un buen remedio depurativo para aliviar los problemas de la piel (eccema, psoriasis), las afecciones renales y las reumáticas. Depurativo de eliminación del exceso de ácido úrico. Alivia los dolores reumáticos y la gota. Se recomienda para combatir las distintas impurezas de la piel, como el acné, la aparición de eccemas o forúnculos, urticarias y dermatosis. Es uno de los mejores depurativos de la sangre. Es un gran diurético, por lo que se emplea en las enfermedades de los riñones y la vejiga. Actúa como sudorífico y en las enfermedades de la piel, en el acné juvenil, en el eccema, y en la sífilis. Es un *Rasayana* y *Vajikarana* en Ayurveda (rejuvenecedor y afrodisíaco), por tener un efecto tónico y anabólico. La zarzaparrilla es una de las plantas más utilizadas en fitoterapia y en homeopatía debido a sus diferentes propiedades medicinales. A través de la infusión de zarparrilla puedes obtener todos sus beneficios para adelgazar.

Preparación

Decocción o Infusión: (colocar la raíz de zarzaparrilla bien picada en el agua. Hierve durante 10 minutos. Deja reposar. Tomar 3 veces al día antes de las comidas).

Efectos Secundarios

Su elevado contenido en saponinas puede producir irritación en la membrana gástrica, con la presencia de vómitos o náuseas. No se recomienda su consumo a personas que presenten casos de gastritis. Tampoco es aconsejable consumir en caso de presentar úlceras o colon irritable, ya que podría agravar los síntomas de estas enfermedades. La capacidad para aumentar la diuresis o producción de orina puede conllevar un desequilibrio en la presión arterial.

Su uso puede interferir en la absorción de ciertos medicamentos.

Contraindicaciones

No está comprobada la total inocuidad para los niños que están por nacer y para los que se encuentran en la etapa de lactancia, por lo que no se aconseja su uso en mujeres embarazadas o que estén amamantando.

Capítulo IX
Rasa shastra.
El arte de la
alquimia védica

Rasa es el término para el mercurio (además de significar "plasma", "linfa", "sabor", "gusto", etc.), aunque en realidad en este contexto cubre toda gema, mineral, o metal para el tratamiento. *Shastra*, al igual que *samhita* y *mimamsa*, significa "tratado", "estudio". En la medicina ayurvédica *rasa shastra* es una ciencia que trata y estudia diversos metales y otras sustancias, en especial el mercurio, que se purifican y se combinan con hierbas para de tratar la enfermedad. Sus métodos se corresponden con la alquimia. En la historia de la ciencia, la alquimia es una antigua práctica protocientífica (o sea, no verificada por el método científico), una disciplina filosófica que combina elementos de la química, la metalurgia, la física, la medicina, la astrología, la semiótica, el misticismo, el espiritualismo, el arte, la danza y los rituales. *Rasashastra* es en realidad *rasashastra bhaishajya kalpana*, donde *rasashastra* se ocupa principalmente de los fármacos de origen mineral, sus variedades, características, técnicas de elaboración, propiedades y sus usos terapéuticos junto con las descripciones de los diversos aparatos, diferentes tipos de hornos, aparatos de calefacción y horarios de calefacción. *Bhaishajya kalpana* se compone de dos palabras, *bhaishajya,* drogas y kalpana, procesamiento hecho con el fin de establecer el cambio de las cualidades/propiedades del fármaco, ya sea mediante la inducción de una propiedad nueva o mejorar la existente y, finalmente, haciendo que el fármaco sea más seguro y eficaz. Los métodos de *rasashastra* están contenidos en una serie de textos ayurvédicos, incluyendo el *Charaka samhita* y *Sushruta samhita.* Una característica importante es el uso de metales, incluyendo varios que se considera que son tóxicos en la medicina basada en la evidencia. Además de mercurio se utilizan, oro, plata, hierro, cobre, estaño, plomo, zinc, metal de campana, sales y otras sustancias tales como coral, conchas de mar, plumas, ornamentas, cuernos, etc.

Nagarjuna fue el más prolifero escritor de *rasashastra*: metales, minerales (llamados *bhasmas*) y piedras preciosas (*ratnas*) como medicina. *Bhasmas* son las piedras y metales hechos cenizas terapéuticas. Otro importante texto de consulta es *A text Book of Rasashastra* de los vaydias Vilas Dole y Prakash Paranjpe.

Bhasma es una preparación calcinada en la que se convierte la gema o de metal en ceniza. En ciertas circunstancias *bhasma, vibhuti* (sánscrito) y *Thiruneeru* (Tamil) son sinónimos. Los medios usuales utilizados para administrar estas sustancias por preparaciones llamadas *bhasma* (sánscrito para "ceniza", "calcinación"), que se describe en la literatura de la técnica como *shodhana,* "purificación", y es el proceso utilizado para preparar estos *bhasma* para la administración. Todos los bhasmas tienen algunas propiedades comunes como *rasayana* (inmuno-modulación y calidad anti-envejecimiento) y *yogavahi* (*anupana,* capacidad de acarreo de drogas y la entrega de fármacos).

Las grandes piedras o *Maharatnas* o piedras preciosas son:

Ratna o gema +	Energía	Elemento	Vata	Pitta	Kapha
Diamante: hiraka	Fría	Espacio y agua	↓	↓	↑
Ruby: manika	Calor	Fuego, aire y espacio	↓	↑	↓
Perla: mukta	Fría	Aire, espacio y tierra	↓	↓	↑
Zafiro azul: neelam	Fría	Espacio y aire	↑	↓	↓
Esmeralda: tarksha	Fría	Aire, espacio y agua	↓	↓	↑

Todas ellas se trituran y funden varias veces hasta lograr los *churnas* o polvos, en mínimas dosis (menor a 50 mg), por ejemplo en severa anemia o pérdida de sangre: *Lauha bhasma* (hierro calcinado), así la fundición de diamante es tónico cardíaco, de rubíes es rejuvenecimiento, de esmeralda inmunidad, etc.

Detoxificar el mineral es llamado también *shodhana* ("purificación"); luego, hacerlo polvo para su uso es *marana*. Cada piedra, metal o mineral tiene su personalidad, su sabor, su acción; así el oro es dulce, la plata agria, el cobre picante y el hierro astringente. Todos se preparan en forma muy distinta, por lo que no existe una fórmula general. Primero deben ser "tratados" o purificados para eliminarles toda toxina y ello conlleva a varias incineraciones (unas 10, acorde al material) y aplicaciones de hierbas medicinales, aunque para uso externo no es necesario su tratamiento. El brazalete de cobre es útil para el reuma, si queda color verdoso en la piel significa que el brazalete ya actuó o que la zona ya está caliente y no necesita más.

Otras terapias complementarias son trabajar imanes y la reflexología. Se pueden utilizar los mismos imanes que en magneto puntura, por ejemplo, en los Puntos Marma. Son imanes de alta o baja potencia, y se los puede utilizar tanto para estimular como para inhibir. Con magneto se utiliza la cara blanca abajo (que es el polo norte, o sea, se visualizaría la cara amarilla que queda mirando afuera) para ir contra las agujas del reloj. Calma lo blanco, el polo norte. Si puesto el imán veo la cara blanca (o sea amarilla abajo) es que estoy a favor de las agujas (estimula). Los *bhasmas* actúan como catalizadores y aumentan la biodisponibilidad de las hierbas a la célula. Después de realizar la acción deseada, los *bhasmas* se eliminan a través de nuestros sistemas excretores, específicamente a través de *mutra* y *mala* (orina y heces). Farmacias ayurvédicas en India han desarrollado diversos procedimientos como sublimación, tratamiento, incineración horno térmico controlado, moler, mezclar, batir, y así sucesivamente, para inculcar las propiedades terapéuticas de los minerales, por lo que muchos tipos específicos de yantras (*instrumentos*, también significa *visualización*) están diseñados. Cuando se trata de usar cualquier metal, mineral o un producto natural directamente o en forma de formulación, los científicos alquímicos (*Raja Siddhas*) afirman que, salvo unas pocas excepciones, todo debe ser primero purificado / desintoxicado (*Shodhana*) y luego debe convertirse en *bhasma* (cenizas). Esto se consigue mediante la incineración de calor controlada / sostenida.

Bhasmikaran

Bhasmikaran es un proceso por el cual se hace una sustancia bioincompatible a compatible. Los objetivos son la eliminación de los asuntos dañinos de la droga, la modificación de las propiedades físicas no deseables de la conversión de drogas, de algunas de las características de la mejora de drogas y de la acción terapéutica.

Diversas etapas implicadas en la preparación de *bhasma* (o *bhasmikaran*) son:

1) *Shodhan*-Purificación.
2) *Marana* – Pulverización.
3) *Chalan*-agitación.
4) *Dhavan* – Lavado.

5) *Galán*-filtrado.

6) *Putan*-Calefacción.

La selección de estos pasos depende del metal específico. A veces, hay una superposición de los pasos, por ejemplo, *maran* se logra por *puttan*.

Pasos de *bhasmikaran*

1.*Shodhan*

El objetivo principal de *Shodhan* es eliminar parte no deseada de la materia prima y separar las impurezas. Metales obtenidos a partir de minerales pueden contener varias impurezas, que se eliminan al someterlos a proceso *Shodhan*. Ayurveda clasifica *Shodhan* en un proceso general y otro específico. Las hojas de metales se calientan hasta al rojo vivo y son sucesivamente sumergidas en líquidos como el aceite, el suero, la orina de vaca, etc. El procedimiento se repite siete veces.

2.*Maran*

Maran significa literalmente "matando". Como el nombre sugiere, se produce un cambio en la forma química o estado del metal. Esto hace que pierda sus características metálicas y la naturaleza física. En resumen, después de *maran*, el metal puede ser convertido en polvo o en otra forma adecuada para la administración.

3.*Chalan*

Proceso de agitación durante el calentamiento del metal es *chalan*. La agitación se lleva a cabo ya sea con varilla de hierro o palo hecho de una planta específica. Como sabemos hoy, el hierro actúa como catalizador en muchas reacciones químicas. Los fitoconstituyentes de palo planta puede mejorar los efectos terapéuticos. Por ejemplo, un palo de Neem se utiliza para el proceso de *chalan Jasad bhasma*, que se utiliza por vía tópica para enfermedades oftálmicas.

4.Dhavan

En este proceso, varios lavados de agua se dan a los del producto obtenido en la etapa anterior. Esto es eliminar las cantidades en exceso de los agentes utilizados en *Shodhan* o etapa *maran*. Tales agentes pueden afectar negativamente a la calidad del producto final.

5.Galan

El producto se tamiza a través de una tela fina o a través de tamices de malla adecuado para separar el material residual de mayor tamaño.

6.Puttan

El término significa "ignición". La ignición ocurre cuando el calor que emite una reacción llega a ser suficiente como para sostener la reacción química. El paso repentino desde un gas frío hasta alcanzar un plasma se denomina también ignición. En química, se refiere al material caliente que espontáneamente combustiona. Luego de *Puttan* sigue *Mardan*-trituración, *Bhavan*-Recubrimiento con extracto de hierbas, *Amrutikaran*-Desintoxicación y *Sandharan*-Conservación. El término general usado para el calentamiento en el proceso de *Bhasmikaran* es *Putta*. Una olla de barro especial, *Sharav* se utiliza generalmente para el proceso. Su poca profundidad es útil en el calentamiento del material más rápida y uniformemente. Después de mantener el material en la superficie poco profunda, otra parte se utiliza como una tapa, colocándola en una posición invertida. Este proceso *puttan* puede ser visto como un paso clave en la fabricación de *bhasma*. La clasificación de *putta* se realiza principalmente en la naturaleza básica del proceso: *Dhanyarashiputta*, *Suryaputta*, *Bhugarbhaputta*, Agniptutta.

Metales (*Lauha*)

Pequeñas piezas de metal que se calientan hasta "el rojo vivo" y luego rápidamente inmersos en una serie de *Shodhan dravyas* (sustancia usar para purificar otro material). Por lo general, el metal se calienta y se sumerge en aceite de sésamo; luego se calienta de nuevo y volver a ser sumergidos en aceite de sésamo; entonces de nuevo, y así sucesivamente, ya sea para cinco, ocho, o más veces. Entonces, el proceso se repite con otro líquido *dravya Shodhan*. *Dravyas* comunes (sustancias) que se utilizan para este propósito, además de aceite de sésamo son: suero de leche, manteca, orina de vaca, agua, y decocción de hierbas diferentes. Después de la purificación, los metales purificados se convierten en cenizas por repetidamente cocinarlos en un fuego muy caliente de ocho a cuarenta y cinco veces. Esto se realiza colocando el material de metal en una cazuela pequeña, se cubre con una segunda, y sellar las dos con barro. Este recipiente se coloca directamente en un fuego que se alimenta con tortas de estiércol de vaca. El número de *Dungs* utilizados para crear el fuego determina la temperatura, que es diferente para cada metal. Los metales (oro, plata, estaño) requieren métodos especiales, más allá del alcance de este breve apartado.

Rasa: el mercurio

Como las hierbas tienen su propio gusto (que también se dice *rasa*), de la misma manera los minerales también tienen su propio *Rasa*. Por ejemplo, el oro es *madhura* (dulce), *kasaya* (astringente), *snigdha* (oleoso) de *virya sita* (frío) y *vipak madhura* (dulce). Actúa como un agente antimicrobiano y antipirético, mejora la tez del cuerpo y el control de los desechos de los tejidos del cuerpo. Convencionalmente, el mercurio cuando está debidamente preparado, es conocido no sólo para equilibrar los tres *doshas*, sino también para dar un efecto calmante en el cuerpo, dar un cuerpo firme y una mente estable y evitar las enfermedades y la vejez. La sublimación y la preparación de un mercurio sulfuro son también de uso en la preparación de su *materia médica.* Una variedad de métodos se utilizan para lograr esto. Uno de ellos implica el calentamiento de láminas delgadas de metal que luego se sumergen en aceite (*taila*), extracto (takra), orina de vaca (*gomutra*) y otras sustancias. Otros se calcinan en crisoles calentados con fuego de estiércol de vaca (*puttam*).

El mercurio (*rasa* también significa el semen de Shiva), es rejuvenecedor y tónico por excelencia. Según Charaka no hay enfermedad que no pueda tratar el mercurio, aunque mal empleado no hay enfermedad que no pueda causar, inclusive fácilmente puede llegar a ser mortal. El más famoso de todos los rejuvenecedores mercúricos es la fórmula Makaradhwaja, con mercurio, azufre (gandhaka) y oro (suarna). Se utilizan en distintas formas, especialmente en los Chakras o Puntos Marma mayores, para equilibrar los centros de energía.

Oro (*Suarna*)

Oro tiene fama de fortalecer el músculo cardíaco y aumentar la energía y la resistencia. También se considera para ser un nootrópico que mejora la memoria y la inteligencia. Además se utiliza como un tónico para los nervios eficaz. Condiciones para las que se utilizan en la medicina ayurvédica: ansiedad, la histeria, la epilepsia, la enfermedad de la arteria coronaria, insuficiencia *cardíaca* congestiva, las arritmias, la función pulmonar disminuida, y debilidad general. Se dice que portalece el pulso débil. La resonancia del oro y la plata también se puede aprovechar al hacer agua medicada oro o plata. Esto se realiza mediante la colocación de una pieza de oro (desprovisto de piedras) en 1.000 ml de agua y hervir hasta que se reduzca a 500 ml. Dosis utilizada históricamente: el oro ceniza: 10 mcg/día. Agua de oro: 1 cucharadita 3 veces al día. Formulaciones ampliamente utilizadas: *Brihat Vata Chintamani, Makardhwaja*

Plata (*Rajata*)

La plata es una sustancia curativa muy importante debido a su enfriamiento y propiedades antisépticas. Es muy útil para el tratamiento de enfermedades Vata y Pitta, especialmente condiciones que impliquen debilidad, emaciación y las secuelas de las fiebres crónicas. También se utiliza para la gastritis, inflamatoria de los intestinos, colitis, metrorragia (sangrado menstrual anormal o excesiva), y en las enfermedades del hígado y el bazo. Debe usarse con precaución en las personas Kapha. Agua de plata se prepara usando el mismo método que para el agua de oro; recipientes de plata se utilizan para calentar la leche que se consume para mejorar la resistencia general y la claridad mental. Dosis historicamente utilizada: plata ceniza: 10-30 mcg / día

Agua de plata: 1 cucharadita 3 veces al día. Formulaciones ampliamente utilizadas: *Brihat Vata Chintamani, Yogaraj guggulu.*

Cobre (Tamra)

El cobre se utiliza para tratar el exceso de Kapha (principalmente) y Vata (en segundo lugar). Específicamente, se encontró que su uso se recomeinda en cosos de obesidad, la esplenomegalia, congestión linfática, tos y trastornos de la sangre. Es también en algunas formulaciones utilizadas para la osteoartritis tratada. El agua de cobre está hecha de la misma manera que el agua de oro. Dosis utilizada: ceniza de cobre: 10-30 mcg / día. Agua de cobre: 1 cucharadita 3 veces al día. Formulaciones ampliamente utilizadas: Arogyavardhini, Kumari asava. El cobre controla Kapha, pues es caliente y picante. Favorece la ruptura del *ama.* Cuidado con el cobre para los Pitta.

Piedras preciosas y semipreciosas

Acerca de las gemas, el texto *Brihat Samhita* discute los poderes y alcances de las mismas. En el mismo dice que las piedras hacen inter juego con la carta natal y que la misma piedra puede producir efectos contrarios acorde al magnetismo (longitud de onda) del macro cosmos en ese instante.

Piedras más indicadas para cada *Dosha*

El oro es lo más indicado para Vata, pues es caliente y dulce. La plata es para Pitta, pues es más fría que ácida. El oro es el sol solidificado para el Ayurveda. Sus efectos son similares: reduce el reuma y el ama en general. En el caso de utilizar piedras calientes o frías, no debemos dejar de lado las cualidades del *Dosha* o del desequilibrio. Al efecto propio de las piedras, si están calientes, se le suma el efecto del aumento del riego sanguíneo y el metabolismo celular, relajan la musculatura. Si son frías van a provocar vasoconstricción y liberación de histamina, disminuyendo el dolor y los procesos inflamatorios, tonifican.

- Agata: alínea el *chakra* sexual y cardiaco trayendo mayor equilibrio a los temas sexuales.

- Cuarzo rosa: apertura del *chakra* del corazón, equilibrio emocional, estimula la confianza, creatividad, amor y la belleza en las artes. Suaviza el enojo y la tensión.

- Cuarzo esfumado: liberación o ascenso de la energía Kundalini. Alinea *chakras* basal, sexual y 3°. chakra, lleva energía hacia el cuerpo.

- Cuarzo puro: promueve la iluminación espiritual, la meditación, la intuición y sensibilidad. Disminuye las alteraciones emocionales.

- Jade: Aumenta la capacidad para trabajar sobre los *chakras* y asiste el proceso curativo.

- Ámbar: actúa sobre la conciencia del Ser, y el equilibrio emocional.

- Topacio: disminuye las emisiones fuertes como el enojo, los celos, la depresión o la preocupación. Actúa sobre el 3° y 4° *Chakra*.

- Zafiro: Estimula la inspiración, la meditación. Actúa sobre todos los *chakras* y los meridianos.

El Zafiro Azul es el segundo diamante en dureza (9.0/10.0), sino que se presenta como una piedra azul o azul claro en la naturaleza. Se compone de aluminio, oxígeno y cobalto. Se dice que es *tridoshahara* (apacigua los tres *doshas*). Se utiliza específicamente para el tratamiento de toda clase de toxinas en el cuerpo, todas las formas de enfermedades de la piel, y obstinadas enfermedades del tracto urinario. También fue acreditado como un afrodisíaco y un *dravya balavardika* (fuerza de aumento de la sustancia). Dosis utilizada histórico: 100-500 mcg / día.

Los diamantes son las más duras de todas las gemas (10,0 de 10,0 en la escala de dureza). Fue utilizado tradicionalmente como remedio en todas las formas de enfermedad del corazón, especialmente los relacionados con fallas en la bomba (insuficiencia cardíaca congestiva). Heerak se utilizó también en las enfermedades crónicas debilitantes, tales como ciertos tipos de cáncer, la tuberculosis, y las condiciones de ojas bajas (energía inmune). Dosis utilizada: 100-250 mcg / día.

La medicina moderna considera que el mercurio es inherentemente tóxico y que su toxicidad no sólo se debe a la presencia de impurezas. Mientras que el mercurio tiene propiedades anti-microbianas, y anteriormente fue utilizado ampliamente en la medicina occidental, su toxicidad no justifica el riesgo de utilizarlo como un producto de salud en la mayoría de las circunstancias. Otros incidentes de envenenamiento por metales pesados se han atribuido al uso de compuestos *rasa shastra* en los Estados Unidos, y el arsénico también se ha encontrado en algunas de las preparaciones, que se han comercializado en los Estados Unidos bajo nombres comerciales tales como "AyurRelief", "GlucoRite", "Acnenil", "Energize", "Ayuda Cold" y "Plus Lean". Médicos ayurvédicos (*vaydias*) afirman que estos informes de toxicidad se deben a la negligencia en las prácticas tradicionales en la producción masiva de estos preparados para la venta, pero la ciencia moderna descubre que el mercurio no sólo, sino también el plomo es tóxico por sí . El gobierno de la India ha ordenado que los productos ayurvédicos deben especificar su contenido metálico directamente en las etiquetas de los productos. Sin embargo, MS Valiathan señaló que "la ausencia de vigilancia posterior a la comercialización y la escasez de servicios de laboratorio de pruebas [en India] hacen que el control de calidad de los medicamentos ayurvédicos sea extremadamente difícil en este momento.

Hay un principio ayurvédico que indica que el más grande de todos los recursos, tomado incorrectamente, puede ser un veneno, y el peor veneno, si se toma correctamente, puede ser el más grande de los remedios. En ningún ámbito de la Ayurveda se aplica esto tan bien como en la disciplina de *rasashastra*.

Capítulo X
Palabras finales

"Dejemos obrar a la naturaleza, porque mejor que nosotros sabe lo que hace", decía Montaigne. A través de la historia vemos que las plantas formaron parte del hombre y leemos las forma en que éste incorporó a las plantas en su terapéutica, muchas veces desde la intuición, otras a través del conocimiento legado por sus ancestros o maestros, pero siempre con la firme convicción de que en su hábitat estaba la solución a sus males. No cabe duda de que la tierra le da al hombre todo aquello que necesita para permanecer en salud, los alimentos y las plantas medicinales son una muestra de ello.

Nuestros habitantes originarios, los verdaderos sabios de la naturaleza, nos enseñaron que con el respeto a la tierra, cuidándola y haciendo uso de sus frutos en forma racional, ella nos permite el bienestar que todos merecemos. Gracias a ellos hoy contamos con medicamentos que ayudan a salvar muchas vidas. Para ellos, el contacto con las plantas es una ceremonia sagrada, y quienes son los encargados de este ritual son los chamanes u hombres sabios; en algunas etnias son mujeres las que ostentan este conocimiento y ambos saben de los poderes de las plantas, tanto de las tóxicas, como de las beneficiosas. En su hacer, el encuentro con la planta es un acercamiento espiritual y energético, pero además saben que forman parte de un todo con el universo, su cosmovisión de la vida les permite tener esa sapiencia de la que muchos de nosotros carecemos. El tratamiento se basa en el uso de plantas medicinales entre otros elementos, teniendo una profundidad tal en su conocimiento que los lleva a diferenciar que una misma planta, recogida a distintas horas del día, tendrá diferentes efectos terapéuticos. Pero el chamán nos dice que debemos comprender y guardar la armonía interior, la armonía con la naturaleza y con el universo entero, asumiendo que nuestra vida se genera desde lo invisible como lo sostiene la tradición oriental, que nos habla de lo innombrado, por lo tanto si estamos atentos para despertar a esta realidad, nuestro cuerpo, espíritu y alma permanecerán siempre sanos y en armonía impidiéndoles enfermar.

En un Congreso sobre la Tierra, quienes participaron puntualizaron lo que para ellos es su relación con el entorno natural: "Los pueblos originarios somos hijos de la Tierra, que para nosotros es sagrada, por eso afirmamos que no somos los dueños de la tierra sino que formamos parte de ella, que no la atesoramos para explotarla sino para convivir con ella, para trabajar salvaguardando la naturaleza con un desarrollo equilibrado para el bienestar común de la humanidad". La realidad es que ellos se piensan parte del medio y no un elemento más, son un microcosmo dentro del macrocosmos. Por otra parte, no imaginan a la naturaleza como un recurso explotable para sacar un provecho económico, sino que la madre tierra, la pachamama no debe ser herida y así viviremos en paz, en pos de la conservación de la vida (no alterar el ecosistema). En realidad, el problema no es este sino nuestro "egosistema".

En la actualidad, con los avances de la ciencia y la tecnología se nos permite contar con una gran cantidad de investigaciones sobre las plantas medicinales, lo cual ha hecho que podamos tener a nuestro alcance verdaderos medicamentos provenientes de la tierra que nos aseguran: calidad, eficacia y seguridad y, por sobre todas las cosas, efectos benéficos para nuestra salud.

Son cada día más los países que incorporan a las plantas medicinales en sus sistemas de salud y esto ocurre tanto en los llamados del primer mundo como en aquellos en vías de desarrollo. Brasil, desde el 22 de junio del 2006, cuenta con una política nacional de plantas medicinales y en ella se contempla tanto la investigación como su empleo en el llamado Sistema Único de Salud (SUS). En nuestro país se llevó a cabo, entre los años 2003 y 2007, un proyecto junto al gobierno de Italia que contó con la participación de la Asociación Argentina de Fitomedicina como contraparte local y el COE (Centro de Orientamiento Educativo) como contraparte italiana. Como resultado de este proyecto la provincia de Misiones es la primera en el país que cuenta con fito-medicamentos en base a plantas medicinales de la zona, que son elaborados por el laboratorio de Salud Pública de dicha provincia y distribuidos en los centros de salud en forma gratuita, por otro lado son los primeros en ser aprobados por ANMAT (Administración Nacional de Medicamento, Alimentos y Tecnología Medica) con la categoría de fitomedicamentos, en la actualidad se cuenta con tres productos, que son: un jarabe de ambay, comprimidos de congorosa y crema de caléndula, pero se está trabajando para agregar otros que cubrirían las necesidades de la población.

Cabe destacar que Argentina es el primer país de América que tiene medicamentos en base a plantas medicinales y que son incorporados a la APS (Atención Primaria de la Salud) con participación de un gobierno, en este caso el de la provincia de Misiones, y validados por la autoridad nacional de salud.

Recordemos que una planta es un verdadero laboratorio que está fabricando moléculas químicas con actividad sobre nuestras células y que es tan poderosa como cualquier producto de síntesis. Toda la actividad de los vegetales comienza con la acción del sol por intermedio de la fotosíntesis y a partir de allí como una cascada, aparecen las distintas moléculas, que en el caso de las plantas reciben el nombre de principios activos, estos pueden provenir del llamado metabolismo primario, donde las sustancias son útiles a todos lo seres vivos, o del metabolismo secundario, que son en realidad las moléculas qué tienen aplicación en la llamada fitomedicina, Cabe aclarar aquí que diferencia hay entre fitoterapia palabra que muchos habrán escuchado o leído, y fitomedicina; la primera es el uso popular de las plantas y como resultado tenemos el fiterápico, mientras que la segunda es tomar ese conocimiento popular o ancestral, validarlo a través de la investigación y la ciencia, lo cual da como resultado el fitomedicamento. En este último caso hablamos de una verdadera ciencia multidisciplinaria.

En la actualidad, los trabajos científicos que se realizan día a día con plantas medicinales son tantos y tan importantes que podemos decir con certeza que la fitomedicina es la ciencia de la salud con mayor futuro. Pensemos que en el universo existen 250.000 especies de las cuales sólo se conocen, y en forma parcial, un 5%, queda aún muchísimo por estudiar e investigar. Se estima que el 45% de los productos del mercado farmacéutico provienen de las plantas medicinales, en algunos casos es la planta o una de sus partes la que conforma el medicamento, en otros es una hemisíntesis y en otros la síntesis total, es decir la copia textual en un laboratorio químico de la molécula con actividad terapéutica de esa planta.

Según la Organización Mundial de la Salud (OMS), el 80% de la población mundial depende de las plantas medicinales para su atención primaria de la salud, lo cual nos da una idea de la importancia de las plantas para el ser humano, pensemos que ese 80% está conformado por la gente de los países con mayor pobreza en el planeta: Asia, África y América, que paradójicamente tienen la mayor biodiversidad (cantidad de plantas medicinales por hectárea) del mundo. Como dice el Dr. Horacio Heizen, de Uruguay, "las plantas medicinales no son una alternativa para estos países, sino una medicina para los que no tienen alternativa".

Hugo Golberg

Y nos vamos...

Finalmente dejamos una última entrega, un "bonus track": ¿Qué debo saber cuándo decido comprar un producto en base a plantas medicinales? consejos:

- Que el comercio que elijo sea confiable.

- Que si es una planta que nos venden en forma suelta, no esté contaminada; que esté exenta de plaguicidas, metales pesados, u otros contaminantes ambientales, con la humedad adecuada y sin hongos, lo ideal sería de cultivo orgánico.

- Si es un producto envasado, que conste en el mismo: fecha de envase y caducidad, director técnico responsable del establecimiento elaborador, habilitación del mismo por las autoridades pertinentes.

- Nombre popular y científico de la planta o plantas utilizadas, parte de la planta que se utiliza: hoja, raíz, tallo, flores, etc.

- Contraindicaciones, si las tiene, e interacciones con otras plantas, productos químicos de síntesis o alimentos.

- Que la especie que consta en el envase sea efectivamente la que contiene, ya que en muchos casos se adultera una por otra.

- Mejorque tenga envase de papel o cartón, no plástico.

- Debe decir durante qué tiempo se la puede consumir (cuánto hace que está a la venta) y dosis adecuada.

Recordar que en las mujeres embarazadas, las que estén amamantando y en los niños menores de 10 años, no se aconseja tomar plantas medicinales sin consultar a un profesional de la salud que conozca del tema.

Por ninguna razón sustituir por cuenta propia un medicamento químico recetado por un médico por una planta sin consulta previa.

Tengamos en cuenta, no hay enfermedades sino enfermos.

Gracias por leernos, esperamos haberles sido útiles.

Con amor y ciencia,

Hugo y Fabián.

Índice